Stefan Hammel

Loslassen und leben

Stefan Hammel

# LOSLASSEN
## UND LEBEN

Befreiende Geschichten

impress

impress

**Impressum**

1. Auflage 2016
edition impress
im Kidslife-Medienverlag GmbH & Co. KG


Umschlaggestaltung: Martina Voigt-Schmid
Umschlagmotiv: © Fotolia
Satz: Studio Neutor, www.studio-neutor.de
Herstellung: Kidslife Medienverlag GmbH & Co. KG
Printed in Germany

ISBN 3-9818052-1-5

**Über den Autor:**
Stefan Hammel, geb. 1967, arbeitet als systemischer Therapeut, Hypnotherapeut und Autor sowie als evangelischer Klinik- und Psychiatrieseelsorger. Er ist Leiter des Instituts für Hypnosystemische Beratung in Kaiserslautern und Referent systemischer und hypnotherapeutischer Ausbildungsinstitute.
Er hält Seminare zu Erickson'scher Hypnotherapie, Therapeutischem Erzählen, Therapeutischem Modellieren, Utilisation, Systemischer und Hypnosystemischer Beratung.
Schwerpunkte liegen in den Bereichen Paar- und Familientherapie, Kinder- und Jugendlichentherapie, Depression, Angst, Trauma, Sterbe- und Trauerbegleitung sowie der Unterstützung somatischer Heilung.

Weitere Informationen: www.stefanhammel.de

# Inhalt

# Einleitung
## Von der Schwierigkeit und Leichtigkeit des Loslassens

Es hat den Anschein, als ob wir Menschen uns besser aufs Sammeln verstehen als aufs Loslassen. Wie sehnlich wünscht sich ein Kind ein Spielzeug zu Weihnachten! Wie schlimm kann die Enttäuschung sein, es nicht zu erhalten! Wie groß ist die Freude, wenn ein Onkel, der am Tag nach Heiligabend anreist, das Ersehnte noch bringt. Und wie bald liegt das Spielzeug dann wieder im Keller. Wenn man das weggelegte Spielzeug Monate später an Nachbarskinder verschenken will, kann es für das Kind schwierig oder unmöglich erscheinen, den Besitz wieder herzugeben.

Hierin sind wir Erwachsenen wohl nicht anders: Für viele von uns ist das Ausräumen eines Kellers und das Wegwerfen oder Verschenken der dort liegenden unbenutzten Dinge schwierig. Manches kann man nur schwer loslassen; man nimmt an, es noch zu brauchen, obwohl man es seit Jahren nicht mehr verwendet und in dieser Zeit auch kaum mehr daran gedacht hat. Warum ist Loslassen so schwer?

Entscheidend ist oft nicht der materielle Wert, sondern ein ideeller, gedanklich-emotionaler, der mit den Dingen im Keller verknüpft ist. Und nicht alle Keller sind von materieller Natur – mancher hat eine »Leiche im Keller«, und jeder von uns scheint mindestens einigen Ballast bei sich zu lagern, ohne den es sich leichter leben ließe. Vielen von uns – wenn nicht sogar jedem – gelingt es über lange Zeit hinweg nicht, sich von Belastendem zu trennen, das mit Erinnerungen, eingespielten Erwartungen oder anderen unwillkürlichen Reaktionen auf unsere Umgebung verknüpft ist. Wie können wir – nach langen Zeiten, in denen sich scheinbar nichts zum Besseren gewendet hat – dann doch das loslassen, was uns leiden ließ um zu einer Erneuerung unseres Lebens zu gelangen? Tatsächlich sind ja alle Veränderungen des Lebens mit dem Loslassen von etwas Altgewohntem verbunden.

Der Blick aufs Loslassen ist ein Blick zurück, und ermöglicht wird das Loslassen oft erst durch den Blick nach vorn:

Was wollen wir anstatt des bisherigen Verhaltens tun? Wie können wir unsere Situation deuten, damit es uns besser damit geht? Wie können wir uns wirkungsvoll motivieren etwas noch nie Getanes, Schwieriges zu tun um glücklicher als bisher zu leben? Was wäre der erste Schritt?

Wir können Experimente machen und auswerten, welche Unterschiede eine neue Sichtweise in unserem Leben macht. Neugier ist eine Haltung, die das Loslassen begünstigt. Wenn es uns gelingt, zuversichtlich nach vorn anstatt gebannt zurück zu schauen, wird auch das Loslassen leichter.

Dass es schwer sein kann, einen geliebten Menschen oder auch eine geliebte Gewohnheit loszulassen, das ist im Allgemeinen leicht nachzuvollziehen. Was man liebt, das möchte man behalten, und es wird immer einen Teil der Seele geben, der darum ringt, dieses Behalten-dürfen auch zu ermöglichen. Aber wie kommt es, dass es Menschen oft so schwer fällt, Dinge loszulassen, die sie überhaupt nicht mögen – Ängste, Sorgen, Jähzorn, ungeliebte Gewohnheiten, um nur einiges zu nennen? Oft wünschen wir uns inständig, etwas loszulassen, und es geht doch so schwer. Warum?

Es könnte sein, das wir uns die Wirklichkeit nach dem Loslassen noch nicht vorstellen können oder, dass wir sie uns zwar vorstellen können, sie aber in unserer Situation für unerreichbar halten. Die unbestreitbar wahr anmutende Wirklichkeit unserer gewohnten Haltungen verstellt uns den Blick für die Lebensmöglichkeiten, die unser Leben wohltuend erneuern könnten.

Einen anderen Aspekt möchte ich so beschreiben: Körperliche und seelische Leiden sind ein Teil von mir. Ich kann sie als Persönlichkeitsanteile beschreiben und sehe sie als Freunde, die einem Missverständnis erlegen sind oder in bester Absicht zu viel des Guten tun. Sie haben die Absicht, mich vor etwas zu schützen oder etwas anderes für mich zu erreichen.

Vielleicht haben diese Haltungen mir früher einmal unter ganz anderen Umständen einmal sehr geholfen – oder sie tun etwas grundsätzlich Nützliches vor lauter Eifer viel zu viel. Womöglich wollen sie mir etwas gönnen, was ich mir sonst nicht erlaube – zum Beispiel Belohnung, Trost, Betäubung von seelischen oder körperlichen Leiden, Anerkennung, Schutz vor Überlastung oder Enttäuschung. Sie wollen etwas Gutes und haben dafür eine Strategie gewählt, die hohe Nebenwirkungen in Kauf nimmt. Wenn ich nun diese Anteile, die meinen, etwas Gutes für mich zu tun, bekämpfe, dann kämpfen sie umso heftiger auf ihre wenig hilfreiche Art für mich. Wenn ich stattdessen mit diesen sonderbaren Freunden vereinbare, dass wir ihre Ziele auf andere Art besser verwirklichen, dann gelingt das Loslassen auch nach langem Leiden faszinierend schnell und leicht.

Loslassen kann durch Todesfälle oder altersbedingt nötig werden. Auch hier ist es oft hilfreich, sich auf das Gute zu besinnen, was bleibt und auf das Gute, was kommt: Jedes Ende beinhaltet den Anfang von etwas Neuem. Loslassen hat daneben eine ganz andere, spirituelle Dimension, die dem Leben Würde und Schönheit verleihen kann. Wenn es mir gelingt, jeden Tag des Lebens als ein Geschenk zu betrachten, und die Chancen, die er mir gibt, es seien viele oder wenige, zu feiern, dann wird es leichter, Gewohnheiten, Hoffnungen, Besitz und selbst Menschen loszulassen und mich auf Unerwartetes einzulassen. Wenn es mir also gelingt, eine Haltung der Dankbarkeit etwa gegenüber Gott oder dem Leben einzunehmen, werde ich das, was ich bisher als Verlust beklagt habe, möglicherweise als Gewinn feiern. Dafür sprechen mindestens zwei Gründe:

Zum einen wird es leichter, zu erkennen, dass anstelle des erwünschten Guten etwas anderes Gutes kommen kann.

Früher habe ich mich geärgert, wenn einer meiner Klienten unangekündigt ausbleibt. Inzwischen freue ich mich. Ich denke dann: »Juhu, Zeit für eine Pause!« oder: »Endlich Zeit, um einen Blog zu schreiben!« Kommt der Klient dann mit Verspätung doch noch, sage ich: »Oh, jetzt kriege ich die Fortsetzung seiner Geschichte und das Feedback zum letzten Mal!« oder: »Schön, jetzt komme ich doch noch zum Geldverdienen!« Zum anderen kann ich einen Verlust immer auch als reduzierten Gewinn auffassen – das kommt darauf an, mit welchem Niveau des bisherigen »Habens« ich den momentanen materiellen oder ideellen Besitzstand vergleiche.

Fragt mich jemand: »Oh, bist du krank?« dann antworte ich oft etwas wie: »Nein, ich habe nur verminderte Gesundheit « oder: »Nein, das ist das zweite Programm meiner Gesundheit!« Manche lachen dann, weil ihnen diese Sichtweise ungewohnt ist. Doch halte ich meine Sicht der Dinge für ebenso zutreffend und dabei hilfreicher als die Krankheitsperspektive, die mir die wohlmeinenden Fragenden zuvor angeboten haben.

Wenn ich die Haltung loslasse, dass etwa das Gegenteil von Geldverdienen Gewinnausfall und das Gegenstück zu Gesundheit Krankheit sei, sondern in allem nach den jeweils sich eröffnenden Chancen suche, dann gibt es nur noch unterschiedliche Qualitäten und Quantitäten von Gewinn im Leben. Loslassen besteht dann in der zunehmenden Übung darin, das Leben dankbar zu empfangen und in allem die Chance zu sehen.

Seit einiger Zeit tritt neben die individuelle Bedeutung des Loslassens ein neuer, gesellschaftlicher und globaler Aspekt. Unsere Zivilisation nähert sich den Grenzen ihrer Wachstumsmöglichkeiten oder hat diese bereits überschritten – je nachdem, welchen Ausschnitt der Weltgesellschaft und des Weltgeschehens man betrachtet. Bodenschätze, Acker- und Weideland, Wasser, Siedlungsräume wie auch die unberührte

Natur sind nur begrenzt vorhanden, während die Menschheit offenbar mit wachsender Intensität auf sie zurückgreift. Vielleicht nähert sich unsere Zivilisation auch den Grenzen der Geldwirtschaft. Im Augenblick scheint das beinahe selbstverständlich gewesene Vertrauen auf den Wert des Geldes nachzulassen und das Interesse an tauschbaren Gütern zu steigen. Die Machtverhältnisse der Staaten verschieben sich in Europa und zwischen den verschiedenen Kontinenten.

Das Streben von Firmen, Medien und Behörden nach der größtmöglichen Aufmerksamkeit möglichst vieler Menschen macht die Aufnahmefähigkeit und -bereitschaft der Menschen zu umkämpften Gütern. All diese Umbrüche fordern uns heraus, unsere bisherige Sicht unserer Welt in hoher Frequenz anzupassen und Vertrautes immer wieder loszulassen – oder vielleicht auch: manches entschieden festzuhalten?

Das Loslassen hat eine globale Dimension bekommen. Wir spüren, dass die nächsten Jahre und wohl Jahrzehnte ein Loslassen von vermeintlichen Sicherheiten mit sich bringen werden. Wie gehen wir damit um? Ich nehme an, dass wir wie jedes Lebewesen so grundsätzlich auf Wachstum und Vermehrung hin ausgerichtet sind, dass es töricht wäre, Menschen auf »Verzicht« zu eichen. Ich denke, dass es klüger sein wird, unsere Aufmerksamkeit neu auszurichten und uns statt des Wachstums nach außen – das uns je länger je weniger vergönnt sein wird – für ein Wachstum nach innen zu interessieren. Wir können statt in die Quantität verfügbarer Zeit in die Qualität der Zeit, die wir verbringen, investieren; wir können statt zu versuchen, mehr Produkte auf den Markt zu bringen, qualitativ bessere Produkte erzeugen, wir können statt zu versuchen, möglichst viele Menschen zu erreichen, Beziehungen erzeugen, die mit einer menschlichen Bindung und daher mit Verbindlichkeit einher gehen.

Dazu könnte passen, wenn wir Atmosphären schaffen, in denen Werte eine Rolle spielen, die unsere Begegnungen wertvoll machen. Das ist, soweit Geldverdienen das Ziel ist, auch ökonomisch sinnvoll – paradoxerweise allerdings nur solange, als ein Teil der menschlichen Zuwendung unabhängig vom nachweisbaren ökonomischen Erfolg geschieht. Loslassen könnte hier heißen, einen Teil all unserer Aktivität dem zu widmen, was mit Worten wie Liebe, Respekt und Vertrauen zu beschreiben ist und in schillernder Weise Anfang und Ende jeder funktionierenden Ökonomie sein kann. Loszulassen wäre hier die Vorstellung, eine funktionierende Ökonomie bestehe primär aus dem guten Umgang mit Zahlen. Womöglich ist es zutreffender, zu behaupten, eine stabile Ökonomie bestehe aus Werten wie Vertrauen und Selbstvertrauen, Zuversicht und Wertschätzung

Was bedeuten in all diesen Umbrüchen jetzt Begriffe wie Fortschritt, Wachstum, Sicherheit, Altersvorsorge – oder auch Gesundheit, Pflege, Erholung und Erziehung? Es scheint so, als ob die nächsten Jahre es nötig machen werden, Haltungen, die wir individuell und gemeinschaftlich verfolgt haben, an neue Gegebenheiten anpassen. Statt dies unter Gesichtspunkten von Verlust und Verzicht zu tun, scheint es mir reizvoller, zu überlegen, was der Wert des Neuen werden kann, das unweigerlich an die Stelle der bisherigen Sicherheiten, Möglichkeiten und Gewissheiten tritt.

Manchmal müssen wir dazu gedanklich eine andere Ebene finden. Zunächst ist es oft nötig, das Schlimme wahrzunehmen und es nicht zu bagatellisieren. Und doch kann es später einmal hilfreich sein, den Blick auf das Gute im Schlechten zu richten, egal, wie gering der Vorteil inmitten aller Nachteile erscheinen mag oder wie lang er auf sich warten lässt. Wenn ich davon höre, dass auf einer Tropeninsel Teakholzplantagen an die Stelle eines kürzlich noch vorhandenen Urwalds getreten sind, ist mir sicher nicht danach zumute, das als »auch ganz nett« schönzureden. Ich empfinde den Wunsch, etwas gegen solche Entwicklungen zu tun, und gleichzeitig fühle ich mich ohnmächtig. Wenn ich mich auf die Suche begebe, was mich über das Entsetzen hinausführt, ist es mir möglich, zu sehen: Das

Leben auf diesem Planeten hat eine merkwürdige Neigung, alles, und scheinbar wirklich alles, was sich ihm in den Weg stellt, früher oder später für sich zu nutzen. Ich nehme wahr, dass die Natur dazu neigt, jedes Zurückstutzen und Zurückdrängen irgendwann mit einem noch größeren Erfindungsreichtum zu quittieren. Manchmal braucht sie dafür Wochen, manchmal Jahrmillionen. Mir scheint, es ist nur eine Frage der Zeit, bis die Natur das überwindet, was sich ihr in den Weg zu stellen scheint.

In meinem Wintergarten habe ich verschiedene Obststauden: Einen Avocadobaum, eine Kumquat, eine Mandarine, einen Weinstock und einen kleinen Nussbaum. Wenn ich an diesen Stauden Äste abschneide, so wachsen bei all diesen Pflanzen mehr Äste nach, als ich zuvor abgeschnitten habe. Wenn ich im Garten ein Beet umgrabe und anschließend nicht die Zeit finde, das »Unkraut« zu jäten, ist die Artenvielfalt in diesem Bereich sehr viel höher als auf der Obstwiese daneben, die nie umgegraben worden ist. Der große Brand im Yellowstonepark hat die Natur – ganz entgegen den ursprünglichen Erwartungen der Forscher– mittelfristig eher in ihrer Entwicklung gefördert als zerstört. Ich weiß es nicht, wie viele Millionen Jahre die Erde brauchen wird, bis ihre Artenvielfalt größer sein wird, als zu der Zeit vor dem Auftreten des Menschen. Ich bin überzeugt, dass es lange dauern wird und ebenso, dass der Zeitpunkt kommen wird.

Etwas Altes, was wir nicht halten können, loszulassen, kann heißen, eine unglückliche Geschichte weiter zu erzählen bis zu ihrem guten Ende – auch wenn wir erzählenderweise dieses Ende in philosophischen Konstrukten, im Himmel oder erst in Millionen Jahren stattfinden lassen. Wenn die Geschichten, die wir uns über unser Leben erzählen, ein gutes Ende finden, ist dies ein Wert an sich – denn Geschichten mit einem guten Ende machen uns handlungsfähig, wo schlechte uns lähmen oder in die Destruktivität führen könnten. Und überdies ist die unglückliche Vergangenheit oder Zukunft, die wir begrübeln oder betrauern mögen vermutlich ebenso eine Fiktion, wie die Realität, die wir erschaffen, wenn wir die Geschichte bis zu ihrem guten Ende erzählen. Mit dem Unterschied, dass hoffnungsvolle Gedanken weitaus eher als unglückliche geeignet sind, eine lebenswerte Zukunft vorzubereiten. Loslassen und Leben sind untrennbar miteinander verknüpft. Dieses Buch erzählt Geschichten darüber, welche neuen Blickwinkel dazu beitragen können, Altes loszulassen und ein neues Leben zu beginnen. Beispielhaft zeigt es Möglichkeiten, um auf vielfältige schöpferische Weise all das loszulassen, was wir nicht mehr brauchen, um unser Leben zu erneuern.

# 1. Ziele loslassen

## Stacheln sammeln

*Aggression, Arbeit, Autoaggression, Ehrgeiz, Erfolg, Erwachsen werden, Depression, Familie, Liebe, Neugier, Opferbereitschaft, Partnerschaft, Risikobereitschaft, Schmerz, Werte, Wünsche, Zwang*

*Neun Jahre mag ich alt gewesen sein, als mein Vater und ich gemeinsam einen Tretbootausflug machten. Einige hundert Meter vor unserem Urlaubsstrand lag eine kleine Felseninsel.*

*»Da fahren wir jetzt hin!« Mein Vater und ich waren uns einig. Wir traten in die Pedale, und bald hatten wir unser Ziel erreicht.*

*»Gehen wir mal hoch und schauen, was auf der anderen Seite ist?«, fragte ich.*

*»Geh du nur. Ich warte hier auf dich«, war die Antwort meines Vaters. Um den kleinen Felsenhang gut erklettern zu können, ließ ich die Strandschlappen im Tretboot. Die Insel war größer als ich gedacht hatte, und so war der höchste Punkt auch weiter von meinem Ausgangsort entfernt als erwartet. Das Vorankommen gestaltete sich schwieriger als gedacht, da die Insel voller Disteln war – und ich barfuß. Vorsichtig bemühte ich mich, die stacheligen Sträucher zu vermeiden, was allerdings nicht ganz gelang. Aber ich hatte mein Ziel vor Augen: Ich wollte einen Blick auf den offenen Ozean auf der anderen Seite der Insel tun. Trotz schmerzhafter Stiche schlug ich mich also tapfer durch. Ich bemerkte, dass die Distelstacheln abbrachen, in der Fußsohle stecken blieben und bei jedem Schritt Schmerzen verursachten. Aber nun hatte ich bereits zwei Drittel des Weges zum höchsten Punkt zurückgelegt.*

*Die Expedition an dieser Stelle abzubrechen, hätte mir leid getan. Ich bemühte mich um noch mehr Vorsicht bei der Wahl meiner Trittstellen und ging weiter. Als ich mich meinem Ziel näherte, erkannte ich, dass sich hinter der Kuppe eine nächste Anhöhe erhob. Sollte ich dorthin auch noch gehen? Ich wollte wirklich gerne den Blick vom höchsten Punkt der Insel auf die andere Seite und aufs Meer genießen! Vorschnell aufzugeben war nicht mein Ding. Andererseits sammelten sich wirklich mit jedem Schritt neue Distelstacheln in meinen Fußsohlen. »Stefan!« Mein Vater war offenbar ungeduldig geworden. Nun hatte auch er die Anhöhe erklommen, um zu sehen, wo ich blieb.*

*»Komm zurück!« Halb enttäuscht und halb erleichtert drehte ich um. Wie nicht anders zu erwarten war, verdoppelte sich die Zahl der Stacheln auf dem Rückweg. Als wir im Hotel angekommen waren, machte sich mein Vater an die Arbeit. Mit der Spitze einer Fingernagelschere und mit einer Pinzette operierte er Hunderte von Distelstacheln aus meinen Fußsohlen.*

*»Warum bist du denn nicht vorher umgekehrt?« Ich sagte:*

*»Ich wollte sehen, was auf der anderen Seite ist.«*

»Opfer müssen gebracht werden«, sollen die letzten Worte Otto Lilienthals gewesen sein, bevor er an den Folgen eines Absturzes mit seinem selbstgebauten Gleitflieger verstarb. Wahrscheinlich eine Legende, wie so viele große »letzte Worte«. Träume können uns beflügeln, in der Tat auch so sehr, dass wir den Gedanken aus dem Blick verlieren, ob unser Ziel überhaupt erreichbar ist – oder vielleicht nur um einen Preis, der in keinem Verhältnis zu dem Ersehnten steht.

Dass ich zum höchsten Punkt der Insel aufbrach, war kein Fehler gewesen. Es war eine schöne Idee. Die Stacheln in den Füßen konnte ich nicht vorhersehen. Die Frage ist, wie lange man sich opfert, wenn sich das Ziel im Laufe der Zeit immer wieder der Erreichbarkeit entzieht. Wenn unser Ziel sich mit uns voran zu bewegen scheint, wie die Karotte an der Angel, die dem Esel vorgehalten wird, der einen Wagen zieht, der sie bei aller Anstrengung nie einholen kann … wann ist es dann Zeit, innezuhalten?

Wo keine großen Ereignisse zur Umkehr rufen auf einem Weg, dessen Preis immer höher wird, weil das Ziel nicht näher sondern ferner rückt, da gehen die meisten von uns weiter auf ihrem opferreichen Weg. Wir haben keinen Anlass, der sich genügend von den bisherigen Anlässen unterscheiden würde, um zu begründen, warum wir gerade jetzt kehrt machen, wenn wir es früher nicht taten. So gehen wir weiter und weiter. Die Opfer, die wir bringen, werden in winzigen Schritten immer größer. Aber keiner dieser Schritte hin zu einer immer größeren Belastung unterscheidet sich von den vorherigen Schritten deutlich genug, um uns zu nötigen, den Weg der Tränen zu beenden. Hätte Otto Lilienthal seinen Absturz überlebt, dann hätte er entscheiden müssen, ob er weiter fliegen möchte oder nicht. Wenn sich die Belastungen, die uns an den Preis unseres Weges erinnern, nur in ganz kleinen Schritten steigern, dann markiert kein Ereignis einen genügend großen Einschnitt, um uns zu einer Richtungsänderung zu bewegen. Denn eine solche Veränderung fordert ihren Preis: Der ursprüngliche Traum muss dann womöglich aufgegeben werden. Andere Menschen, die ihn mitgeträumt haben, mögen verletzt sein. Man selbst und andere werden ernüchtert und enttäuscht, vielleicht sogar völlig entsetzt sein.

Was im Beispiel der Ruf des Vaters war, kann in unserer Wirklichkeit das Wort eines Freundes sein, einer Therapeutin, eines Coaches oder anderen Beraters. Wo wir uns an ein langes Leiden gewöhnt haben, da kann es wichtig sein, die Perspektive derer, die sich niemals an unser Leiden gewöhnt haben, ernst zu nehmen. Sie könnte eine Korrektur unserer nach und nach eingeengten Lebensperspektive ermöglichen.

Wer sich zwischen »entweder« und »oder« nicht entscheiden mag, der möge seine Freunde bitten, mit ihm die Möglichkeiten des »ein bisschen von beidem« und »sowohl als auch« neu zu beleuchten. Zuweilen gibt es neben dem schlichten Weitergehen oder Umkehren weitere, noch nicht wahrgenommene Möglichkeiten.

So hätte ich etwa meinen Vater bitten können, aus dem Tretboot die Schuhe für sich und mich mitzubringen, damit wir besser ausgestattet gemeinsam den Weg zum Gipfel antreten. Möglich wäre es auch gewesen, ihn zu bitten, mir die Schuhe für den Rückweg entgegenzubringen. Wiederum hätte ich die Insel auch an einem anderen Tag noch einmal mit Schuhen erkunden können. Und vielleicht war es wichtiger zu erfahren, dass jemand einem die Stacheln aus den Füßen zieht, als den höchsten Punkt der Insel zu erreichen.

# 2. Erwartungen an sich selbst loslassen

## Was du tun kannst

*Älter werden, Arbeit, Depression, Ehrgeiz, Erfolg, Gerechtigkeit, Gewalt, Krankheit, Liebe, Macht, Manie, Pflege, Politik, Psychiatrie, Suizidalität, Sinn, Werte*

*»Helfen Sie uns! Das Personal macht mit uns gerade was es will. Heute Nacht war ich nach zwölf noch wach, und sie wollten mir eine Schlaftablette aufdrängen. Aber das ist mein normaler Tagesrhythmus! Ich bin eben ein Nachtmensch! Wir Patienten sind machtlos, aber Sie können etwas verändern! Sie können etwas tun, damit wir hier menschenwürdig behandelt werden!«*

*Die Frau, die so mit mir sprach, lag auf dem Sofa im Flur des geschlossenen Bereichs einer Psychiatrie. Ein Pfleger kam vorbei.*

*»Wie liegen Sie denn da? Setzen Sie sich mal ordentlich hin!« rief er ihr zu.*

*»Ich liege hier, wie ich will«, gab sie zurück. »Wirklich … bitte, helfen Sie uns!« sagte sie noch einmal, an mich gewandt.*

*»Wenn Sie zu mir sagen würden, ich sollte gewisse Missstände im Schulsystem abschaffen, dann wüsste ich nicht, wie ich das tun soll, obwohl wir uns wahrscheinlich einig wären, dass es dort Missstände gibt«, antwortete ich. »Die Aufgabe ist zu groß.«*

*»Ich verstehe Sie«, sagte die Frau. »Sie sind auch nur ein Mensch. Sie können das nicht ändern, auch wenn Sie uns verstehen … Kennen Sie Albert Schweitzer? Der hat einmal gesagt … warten Sie, ich schreibe Ihnen das auf, damit Sie es nie vergessen.«*

*Die Frau stand auf und ging in ihr Zimmer. Nach einer Weile kehrte sie zurück und überreichte mir einen Zettel.*

*»Sie müssen diesen Zettel immer bei sich tragen, damit Sie immer daran denken«, sagte sie. »Versprechen Sie mir das!«*

*Ich nahm das Papier zur Hand. Darauf stand: »Das Wenige, was du tun kannst, ist viel!«*

Ein Klinikarzt sagte vor einiger Zeit zu mir: »Wenn einige von uns mit zwanzig wüssten, was sie mit vierzig erreicht haben werden, würden sie sich wohl das Leben nehmen.« Das würde ich so nicht unterschreiben. Die meisten von uns ahnen frühzeitig, dass sie neben Begabung auch Glück und Gesundheit brauchen werden, wenn sie denn ihre Ziele erreichen wollen. Vielleicht sind unsere Ziele aber auch gar nicht auf unsere Bedürfnisse hin optimiert? Oder sie entsprechen zwar unseren Bedürfnissen, aber nicht unseren Möglichkeiten?

So frage ich mich: Sind unsere Ziele geeignet, um unsere Sehnsucht zu erfüllen? Was ist, wenn wir sie erreichen? Und was, wenn wir sie nicht erreichen? War dann unser Leben umsonst? Am besten gefällt mir, was ein Kommentator meines Blogs unter der Überschrift »Perspektive im Rückblick« dazu geschrieben hat.

»Ich werde zurückblicken können und werde zwar nicht sagen können, dass ich das geschafft habe, was ich mir damals erträumt hatte, aber ich habe geschafft, das zu wollen, was ich jetzt erreicht habe.‹

›Was wolltest du denn‹, fragte ich neugierig.

›Genau das!‹«[1]

Wenn wir in unserem Leben nicht das erreichen, was wir uns vorgestellt hatten, finden wir uns in einer Phase der Desorientierung, vielleicht kann man aber auch sagen, der Neuorientierung oder der Reorientierung.

Kennen Sie das? Sie verlassen das Zimmer und gehen in einen Nachbarraum, um etwas zu holen. Dort bleiben Sie wie angewurzelt stehen.

»Was wollte ich hier? Irgendetwas wollte ich. Irgendetwas

brauchte ich, deswegen bin ich hier. Aber was? Was kann es denn sein? Was habe ich denn gemacht, bevor ich hergekommen bin?« Sie gehen zurück in den Raum, aus dem Sie kamen. Und vielleicht fällt es Ihnen dort dann wieder ein.

Ich stelle mir vor, in unserem Leben geschieht etwas Ähnliches. Aus der Schatzkammer eines schöpferischen Lebens kamen wir hierher, in Raum und Zeit. Mit großen Augen schauen wir uns um. Und bleiben irgendwann wie angewurzelt stehen: »Was suche ich eigentlich hier? Was will ich hier? Wozu bin ich da? Aus irgendeinem Grund muss ich doch hergekommen sein?«

Wir grübeln. Und wenn es möglich wäre – mancher ginge wohl zurück in den Raum der rätselhaften Weisheit, die ihn hervorgebracht hat, um nachzufragen: »Wozu bin ich hier?« Aber der Weg ist uns abgeschnitten. Wir müssen schon allein darauf kommen. Und so fangen wir an, zu suchen.

Wir suchen Anerkennung, wir suchen Macht. Wir suchen Reichtum und Bewunderung. Wir suchen Wissen und Erfolg. Wir suchen Spaß und Abenteuer. Trost, und Gerechtigkeit. Aber was suchen wir wirklich? Freunde suchen wir, und einen Partner. Wir suchen Heimat, wir suchen Freiheit. Vergeltung, und Versöhnung. Wir suchen Lust, wir suchen Linderung. Das alles suchen wir, und noch viel mehr. Noch einmal: Wonach suchen wir wirklich?

Vielleicht, dass jemand sagt: »Du bist mir unendlich wertvoll. Du bist unendlich wichtig. Du bist unersetzlich, aus meinem Leben gar nicht wegzudenken.« Unendlich wichtig sein, unendlich wertvoll – suchen Menschen darum nach Macht und Reichtum, Bewunderung und Anerkennung, und all den anderen Dingen, weil sie sich das wünschen?

Mir scheint, dass die Menschen hinter all dem Liebe suchen. Wenn sie sich vor dem Spiegel fragen: »Bin ich schön?«, dann heißt das: »Bin ich liebenswert?« Wenn Kinder fragen:»Bist du mir bös?«, heißt das: »Hast du mich lieb?« Wenn Frauen fragen: »Schmeckt's?«, dann kann das heißen: »Liebst du mich?«; wenn Männer sagen: »War das ein bescheuerter Tag«, könnte

das auch heißen: »Sag bitte, dass du mich liebst!«
Wenn Menschen reich und berühmt werden wollen, wenn sie die Welt regieren wollen, wenn sie ein Zipfelchen Unendlichkeit mit Händen greifen wollen, dann suchen sie vermutlich Liebe. Man könnte sagen: Liebe und Unendlichkeit sind eins. Einem Menschen, den wir von ganzem Herzen lieben, dem wünschen wir alles Gute, wir möchten ihm die Sterne vom Himmel holen.

Vielleicht ist es gar nicht so wichtig, dass wir Großes erreichen, die Welt verändern, Geld sammeln, Macht erlangen und bewundert werden.Womöglich brauchen wir nur zu lernen, wertschätzend, achtsam, respekt- und liebevoll mit uns selbst und anderen umzugehen, und dieser Satz könnte für uns gelten: »Das wenige, was du tun kannst, ist viel!«

# 3. Ansprüche an andere loslassen
## Die kleine Torte

---

*Armut, Ärger, Depression, Ehrgeiz, Erfolg, Familie, Feiern, Gerechtigkeit, Krankheit, Liebe*

---

*In meiner Funktion als Klinikseelsorger besuchte ich eine Frau im Krankenhaus. Gleich nachdem ich mich vorgestellt hatte, zeigte sie mir einen Butterkeks, der auf ihrem Nachttisch lag.*

*»Das ist meine Torte. Ich habe eine Torte bestellt und habe das hier bekommen. Jetzt habe ich beschlossen: Das ist meine Torte.«*

*Ich war von diesen Sätzen merkwürdig berührt. Mir gefiel die Torte der Frau. Vor meinem inneren Auge sah ich eine kleine Kerze darauf brennen. Viel später, zuhause, dachte ich nochmals an die Torte der Frau. Nun fiel mir wieder ein, was sie mir im weiteren Gesprächsverlauf berichtete. Sie hatte von ihrer Familie und im Beruf viel Unrecht erlitten, und nun war sie krank geworden. Als sie von ihrer Torte gesprochen hatte, wusste ich ihre Worte nicht so recht einzuordnen. Im Rückblick wurde mir klar, dass sie nicht über das Gebäck, sondern über ihr Leben gesprochen hatte.*

»Kleinere Brötchen backen«, sagt man manchmal, und für mich klingt das nicht wirklich positiv – eher nach »zurückstecken«. Vielleicht kann es auch heißen, die eigenen individuellen Möglichkeiten und die der uns umgebenden Lebenswelt neu einzuschätzen? Vielleicht kann es heißen, eine empfangende Haltung gegenüber dem Leben, Gott oder irgendeiner höheren Instanz einzunehmen?

Ich glaube aber, eine »kleine Torte« ist etwas ganz anderes als

»kleine Brötchen«. Hier geht es nicht darum, klein beizugeben. Es geht um die Einstellung, dankbar zu sein für das, was da ist, anstatt zu beklagen, was fehlen mag. Es geht darum, die jeweils vorhandenen Bedingungen wertzuschätzen.

Es mag sein, dass wir zu bestimmten Zeiten unseres Lebens mit einem ganzen Tortenbuffet beschenkt sind, oder dass wir stolz behaupten können, alle Torten auf unserer Tafel selbst gebacken zu haben. Zu anderen Zeiten könnte es wichtig und wunderschön sein, wenn wir uns die Fähigkeit erworben haben, mit einer kleinen Torte herzlich zu feiern.

Das erinnert mich an eine alleinerziehende Frau, die zusammen mit ihrem Sohn von der sozialen Unterstützung des Staates lebte. Der Junge ging damals in die neunte Klasse, und die meisten seiner Mitschüler waren Kinder wohlhabender Eltern. Seine Klassenkameraden hatten Computerspiele, Handys und Markenklamotten. Er besaß, selbstredend, all diese Dinge nicht. Als sich der Tag der Konfirmation näherte, fragten die beiden sich, wie sie trotzdem eine schöne Feier erleben könnten. Der Konfirmationsnachmittag verlief so: Während die Kameraden des Jungen in schönen Konfirmationsanzügen an schönen Tischen in schönen Restaurants saßen, feierte er mit seiner Mutter und seinen Freunden auf einem Grillplatz und spielte Fußball. Und alle, die mit ihm konfirmiert wurden, beneideten ihn.

# 4. Wünsche loslassen

## Gespräch mit einer Fee

*Angst, Armut, Ehrgeiz, Einsamkeit, Erfolg, Erwachsen werden, Erziehung, Geld, Gesundheit, Glauben, Liebe, Partnersuche, Schmerz, Sinn, Werte, Wünsche, Zufriedenheit*

*Ich finde, dass jeder das Recht hat, sich so zu kleiden, wie er das möchte. Die Dame allerdings, die mir da im Zugabteil gegenüber saß, sah mit ihrem hohen, spitzen Hut und dem Schleier derart sonderbar aus, dass es mir schwer fiel, sie nicht fortwährend zu mustern.*

*»Entschuldigen Sie bitte«, sagte ich schließlich, als ich meine Neugierde nicht mehr zügeln konnte,*

*»ich möchte nicht unhöflich sein. Aber was ist das für eine Tracht, die Sie da tragen?« Die Dame zögerte etwas, bevor sie antwortete.*

*»Das ist eine Feentracht.« Ich verstand nicht ganz, was sie sagen wollte.*

*»Oh? Sind Sie eine gute Fee? Habe ich jetzt drei Wünsche frei?« Die Dame schüttelte den Kopf.*

*»Ich nehme nicht mehr am aktiven Arbeitsleben teil. Ich habe letztes Jahr gekündigt. Die Tracht darf ich ehrenhalber weiter tragen.«*

*Ich wollte mir meine Enttäuschung nicht anmerken lassen und bemühte mich, meiner Stimme einen positiven Klang zu geben:*

*»Das ist aber eine interessante Tätigkeit! Ich stelle mir das sehr erfüllend vor. Was gibt es Schöneres, als einem Menschen einen*

*Herzenswunsch zu erfüllen? Oder gleich drei? Sie reisen über Land, erscheinen plötzlich einem nichts ahnenden Menschen Ihrer Wahl und erklären ihm: ›Drei Wünsche hast du frei!‹ Ich stelle mir vor, dass es eine schönere Tätigkeit auf dieser Welt kaum geben kann. Fee sein ist doch ein absoluter Traumberuf – oder nicht?«*

*Wahrscheinlich war ich in meinen Ausführungen doch etwas übereifrig gewesen.*

*»Ehrlich gesagt – ich habe die Nase voll«, sagte die gute Fee. Es entspann sich ein längeres Gespräch, das ich hier, so gut ich mich erinnere, wiedergeben will. Ich erfuhr, dass Mirabilia – so hieß die Dame – seit gut 80 Jahren im Feengewerbe tätig gewesen war und zuletzt als Distriktleiterin für den süddeutschen Raum gearbeitet hatte. Im vergangenen Jahr, pünktlich zu Beginn der Weihnachtssaison, hatte sie ihren Job an den Nagel gehängt.*

*»Sie haben doch in Ihrer aktiven Zeit als gute Fee bestimmt unzähligen Menschen die berühmten drei Wünsche erfüllt. Waren denn diese Menschen danach nicht wunschlos glücklich?«*

*Mirabilia wiegte den Kopf.*

*»Wunschlos glücklich ist, wer Wünsche loslässt, nicht wer sie erfüllt bekommt.«*

*»Sie meinen, die Menschen wurden nach ihrer Wunscherfüllung gar nicht glücklicher?«*

*»Viele Wünsche sind ja unerfüllt, weil sie gar nicht zu dem Menschen, seinen Fähigkeiten und seiner Umgebung passen.«*

*»Zum Beispiel?« Die Fee seufzte.*

*»Ich sollte hungernde Bettler mit Fürstentöchtern zusammenführen, schwärmende Teenager mit Rockidolen, einsame alte Damen mit jungen Heimatliedsängern … Manchen Menschen möchte man sagen: Ein Grund, warum der andere nicht in dich verliebt sein könnte, ist, weil er gar nicht zu dir passt! In den Tagen, als ich jung war, gab es dafür das Wort Fügung. Das heißt: Wenn sich die Dinge ineinander fügen wie Puzzlestücke oder wie Steine in einem Mosaik, wenn zwischen ihnen nur noch Platz bleibt für die Fuge, dann geschehen sie von selbst. Und die Menschen, die sich in ihre Fügung fügten, waren zufriedene Menschen. Es ist nicht die einzige Art, die Welt zu sehen, aber es ist eine Sicht, die Glück ermöglicht.«*

*»Aber«, so wandte ich ein, »die Menschen wünschen sich doch auch manche Dinge, die gut zu ihnen passen, zum Beispiel Gesundheit?«*

*»Natürlich«, sagte die Fee. »Nur, dass die Gesunden zufriedener gewesen wären als die Kranken, könnte ich nicht sagen. Es gibt eine Menge zufriedene Kranke. Daneben gibt es kerngesunde, die sich beklagen, wie ungesund die heutige Lebensweise sei. Zufriedenheit ist etwas ganz anderes als Gesundheit – und erst recht als Reichtum. Den Menschen in Afrika brauchen wir gar nicht so viele Wünsche zu erfüllen wie den Leuten hier. ›Was brauch' ich denn?‹, sagte dort ein Mann zu mir. ›Ich bin zufrieden‹.«*

*Ich mochte mich mit Mirabilias Auskünften nicht so recht zufrieden geben. Da trifft man einmal eine richtig echte Fee, und anstatt einem drei Wünsche zu erfüllen, gibt sie depressive Kommentare von sich und macht einem ihr Gewerbe madig.*

*Ich wollte das nicht so auf sich beruhen lassen und fragte weiter: »Aber Kinder können doch noch richtig unverdorben wünschen, finden Sie nicht?«*

*»Na ja«, sagte Mirabilia, »ein Zweijähriger wünschte sich sein Elternhaus ganz aus Lebkuchen. Ein Vierjähriger wünschte seiner großen Schwester eine Glatze; sie hatte ihn nämlich nicht hereingelassen, als sie mit ihrem neuen Freund alleine sein wollte. Ein Sechsjähriger wünschte sich eine Weltreise auf Peter Pans Schiff; den Eltern hat das sehr missfallen. Ein Achtjähriger wollte einmal einen richtigen Krieg erleben. Ein Zehnjähriger wollte für den Rest seines Lebens nur noch Nintendo spielen.«*

*»Aber darf ich denn fragen«, beharrte ich, »wenn Sie drei Wünsche frei hätten, was würden Sie sich denn wünschen?« Mirabilia schaute ein bisschen freundlicher drein.*

*»Zunächst einmal, dass die Menschen das Gute am scheinbar Schlechten sehen, und die Stärke, die hinter einer Schwäche verborgen ist. Belastende Dinge haben immer wieder einen Sinn, auch wenn wir ihn nicht erkennen. Ich traf zum Beispiel zwei junge Leute. Der eine wollte keine Angst mehr haben, der andere keine Schmerzen. Sie bestanden darauf, das sei ihr Wunsch. Bald darauf hatte der eine einen Verkehrsunfall und der andere einen Blinddarmdurchbruch. Angst und Schmerzen sind grundsätzlich*

*sinnvolle Dinge. Was wir als Krankheit empfinden, ist oft ein zweites Programm der Gesundheit, und auch Trauer oder Liebeskummer haben einen Sinn. Dazu müsste umgekehrt gehören, dass die Menschen das Schlechte am scheinbar Guten sehen – nämlich, dass jeder erfüllte Wunsch einen Preis kostet, der zu zahlen ist. Wer im Lotto gewinnt und plötzlich in einem Schloss wohnt, wird bald auch andere Freunde haben – oder gar keine Freunde.*

*Mein zweiter Wunsch wäre, dass die Menschen ihr Glück in der Zufriedenheit suchen, anstatt in der Erfüllung von Wünschen, die weitere Wünsche nach sich ziehen.*

*Als Drittes würde ich mir wünschen, dass die Menschen noch mehr ihr Glück darin finden, sich gegenseitig Wünsche zu erfüllen, anstatt darin, sich gegenseitig Neid und neue Wünsche zu erzeugen. Oder aber, dass die Menschen einander viel häufiger ihre Wünsche sagen, anstatt nur still zu wünschen und dem anderen damit die Chance zu nehmen, ihren Wunsch zu erfüllen …«*[2]

»Nicht einmal seinem ärgsten Feind wünscht man, dass alle seine Wünsche in Erfüllung gehen«, sagte einmal eine Kollegin zu mir. Was würde passieren, wenn alle unsere Wünsche in Erfüllung gingen?

Manche unserer Wünsche würden gar nicht zueinander passen. Sie würden auch nicht zu den Wünschen der Menschen passen, die uns umgeben und mit denen wir gerne in Frieden und gemeinsam erfahrenem Glück leben möchten.

Außerdem würden wir uns an viele der erfüllten Wünsche schnell gewöhnen und genauso unzufrieden sein wie zuvor. Vielleicht wären wir sogar unzufriedener als zuvor, weil unsere Erwartungen an das Leben sich mit der Zahl der erfüllten Wünsche steigern würde und unsere Fähigkeit, mit dem, was vorhanden ist, zufrieden zu sein, abnähme.

Womöglich würden wir lernen, Glück dort zu suchen, wo wir vermuten, dass unsere jeweils noch zu erfüllenden Wünsche auf uns warten. So würden wir das Glück immerzu in einer Welt suchen, die noch nicht ist.

So könnte es gut tun, all die Wünsche loszulassen, deren Verwirklichung nicht in unserer Macht liegt. Das gilt besonders dort, wo die stete Ausrichtung auf noch unerfüllte Wünsche uns unbeabsichtigt unzufrieden macht.

Ein erster Schritt könnte es sein, solche Wünsche zwar als Wünsche gelten zu lassen, aber liebevoll-ironisch mit der Idee umzugehen, dass deren Erfüllung uns der Zufriedenheit mit unserem Leben etwas näher brächte. Zufriedenheit kommt nicht aus der Erfüllung von Wünschen, sondern eher aus ihrem Anschauen, Zulassen und Loslassen.

# 5. Ehrgeiz loslassen

## Vom Lohn guter Arbeit

---

*Arbeit, Ehrgeiz, Erfolg, Krieg, Macht, Moral, Motivation, Perfektionismus, Prinzipien, Risikobereitschaft*

---

*Herr Gundolf sagte:*

*»Auf der Suche nach einem Leben, das die Note Eins verdient, habe ich ein Leben erhalten, das die Note Vier verdient.« Ich antwortete:*

*»Wenn du jetzt nach einem Leben suchst, das die Note Drei verdient, kannst du eines erhalten, das die Note Zwei verdient.«*

*»Wie meinst du das?«, fragte Herr Gundolf.*

*»Ich denke an einen Vorfahren von mir. Er lebte im 18. Jahrhundert in einem pfälzischen Dorf und war dort Ortsvorsteher. Nach zehn Jahren gewissenhafter Amtsführung und in einem Alter, in dem der Gedanke an eine Pensionierung durchaus nahe liegt, erbat er von der französischen Besatzung die Versetzung in den Ruhestand. Die Behörde prüfte das Ansinnen und antwortete: ›Geehrter Herr, da Sie Ihren Dienst in all den Jahren so ausgezeichnet versehen haben, lehnen wir Ihre Entlassung in den Ruhestand ab.‹*

*Bessere Vorsorge mag mein Großvater getroffen haben. Er hat mir folgendes erzählt:*

*›Bei den Schießübungen haben viele Kameraden sich bemüht, möglichst oft ins Schwarze zu treffen‹, sagte er. ›Die guten Schützen kamen an die Front, und die meisten von ihnen habe ich nicht mehr wieder gesehen. Andere haben absichtlich daneben geschossen. Sie kamen in weniger gefährliche Gebiete.‹*

*Über seine eigenen Schießkünste hat er mir nichts berichtet. Ich weiß nur, dass er Sanitäter in Italien war.*[3]

»Der Lohn guter Arbeit ist mehr Arbeit«, so las ich einmal auf einem Kalenderblatt. Manchmal spreche ich mit Klienten darüber, welche Art von Arbeit vom Arbeitgeber und den Kunden belohnt und anerkannt wird – und vor allem, ob ihre Arbeitsweise wirklich in ihrem eigenen Interesse ist. Auch am Arbeitsplatz ist oft nichts so, wie es scheint. Zuweilen erhoffen sich Menschen Anerkennung für die Arbeit nach ihren eigenen Werten statt nach denen der anderen. Manchmal übersehen sie auch, dass der andere kein Verhältnis zum Vorteil beider Parteien anstrebt. Manchmal lassen sie sich täuschen und manchmal betrügen sie sich selbst. Manchmal verlangt der Betrieb etwas, was dem Betriebsklima, der Kundenzufriedenheit und dem Umsatz schadet. Manchmal verlangt er, dass sich die Arbeitenden selbst schaden. Gelegentlich gibt es auch die Kombination von weisen Chefs mit weisen Untergebenen und weisen Kunden. Aber das ist selten …

Es lohnt sich doch immer wieder, genau hinzuschauen: Was nutzt wem – und wie lange noch?

# 6. Prinzipien loslassen

## Der Gipfel der Hygiene

*Ehrgeiz, Erfolg, Erziehung, Frieden, Gesundheit, Glauben, Liebe, Moral, Ökologie, Ökonomie, Perfektionismus, Politik, Prinzipien, Professionalität, Werte*

*Es gibt in der Medizin eine seltsame Therapie. Man setzt auf das faulige Fleisch einer eitrigen Wunde – Fliegenlarven. Die Wunde schließt man mit einem Verband sorgfältig ab. Die gefräßigen Larven verschlingen nun alles, was faul ist. Doch alles gesunde Fleisch lassen sie stehen. Innerhalb weniger Tage haben die Larven die Wunde perfekt gesäubert. Der Verband wird abgenommen, die Larven befreit. Die Wunde kann nun heilen.*

Fliegenlarven auf offenen Wunden – das klingt nicht unbedingt hygienisch. Heutzutage werden solche Larven in einer sterilen Umgebung gezüchtet, so dass eine Übertragung von Erregern durch die Larven praktisch ausgeschlossen ist. Aber auch unter weniger sterilen Verhältnissen können die Larven nützlich sein. Entdeckt wurde der Wert ihrer Arbeit in Kriegslazaretten, wo den Sanitätern auffiel, dass die Wunden, die mit Maden befallen waren, besser heilten, als jene, die scheinbar in einem hygienisch besseren Zustand waren.

Das erinnert mich an ein Erlebnis auf einer Zugfahrt:

»Pfui! Was auf dem Boden liegt, das isst man nicht«, sagte eine Frau im Abteil zu ihrem Jungen. Ihre Stimme klang ziemlich streng. Der Kleine hatte gerade ein Salamistück aufgehoben und versucht, es auf sein Brot zu platzieren, wo es Momente zuvor schon einmal gelegen hatte.

»Gestatten Sie mir, dass ich etwas dazu sage«, schaltete sich ein Mitreisender ein, der den beiden gegenüber saß.

»Ich bin Arzt und habe mich mit Immunologie beschäftigt, also mit der Fähigkeit des Körpers, Krankheiten abzuwehren. Erlauben Sie mir daher, dass ich Ihnen einen Vorschlag mache: Wenn Ihr Kind gesund ist, dann lassen Sie es ruhig auch vom Boden essen. Auf diese Weise bekommt es ein starkes und breit ausgebildetes Immunsystem und hat von vornherein die Abwehrkörper, die es braucht, um gar nicht krank oder andernfalls recht schnell gesund zu werden.«

Jedes Naturgesetz hat ein begrenztes Anwendungsgebiet und jede juristische Verordnung hat ihren Geltungsbereich. So ist es wohl mit allen Prinzipien: Gute Grundsätze gelten stets in bestimmten Grenzen. Diese Grenzen sind nicht immer offensichtlich, und so lohnt sich eine genaue Prüfung:

Welchen Grundsätzen folgt mein Handeln?

Werde ich so behandelt, wie ich die anderen behandle, oder sollte ich mein Verhalten im Sinne der Gegenseitigkeit der Beziehungen anpassen?

Wem nutzt mein Tun und Unterlassen und wem möchte ich, dass es nutzt?

Passen meine Werthaltungen in die Wertewelt, in der ich mich bewege?

Will ich die Maßstäbe meines Umgangs mit mir und anderen eher herauf- oder herunterschrauben?

Würde es einen Unterschied machen, wenn ich mich selbst stetig wie meine besten Freunde behandle und konsequent nur so mit mir rede und umgehe, wie ich mich auch ihnen gegenüber verhalten würde?

Wenn ich eine Woche lang genau so lebe, was wird in dieser Woche anders sein? Fragen über Fragen…

# 7. Abhängigkeiten loslassen

## Das verkaufte Gewissen

*Bestechung, Demokratie, Erfolg, Frieden, Geld, Gewalt, Krieg, Macht, Ökonomie, Politik, Werte*

*An einem Tag im Januar, kurz nach dem orthodoxen Weihnachtsfest, kam ich in Bethlehem mit einem aramäischen Souvenirhändler ins Gespräch. Sein Großvater sei 1917 hierher gekommen. Die Aramäer seien wie die Armenier im Osmanischen Reich verfolgt worden; hier hätte seine Familie eine Zuflucht gefunden, und so sei er nun hier zuhause. Auf das Verhältnis zwischen Palästina und Israel sowie auf die Arabischen Staaten und die USA angesprochen, sagte er:*

*»Ich hatte einen amerikanischen Kunden, der sich erstaunlich gut mit den Verhältnissen hier in Palästina auskannte.*

*›Was machen Sie beruflich?‹, fragte ich ihn.*

*›Ich bin im Ruhestand.‹*

*›Das habe ich mir schon gedacht, aber was haben Sie früher gemacht?‹*

*›Ich – war amerikanischer Senator.‹*

*›Und was machen Sie jetzt hier?‹*

*›Ich möchte versuchen, etwas für Palästina zu tun und möchte herausfinden, wie ich den Menschen hier nützlich sein kann.‹*

*›Hätten Sie das so auch gesagt, als Sie noch Senator waren?‹*

*›Das war schwierig.‹*

*›Jetzt haben Sie viel weniger Einfluss als früher. Warum haben Sie damals nichts für Palästina getan?‹*

*›Sehen Sie, wenn Ihnen beispielsweise ein Geschäftsmann aus*

*Israel 40 Millionen Dollar für Ihren Wahlkampf bezahlt hat, dann möchten Sie im Senat nicht gegen seine Interessen arbeiten. Und wenn die Legislaturperiode dem Ende entgegen geht, dann werden Sie umso mehr bemüht sein, in seinem Interesse zu handeln, damit Sie die 40 Millionen Dollar beim nächsten Mal wieder bekommen ...‹«*

*»Hat der Senator das genau so zu Ihnen gesagt, oder enthält das eine Interpretation von Ihnen?« fragte ich.*

*»Er hat das so gesagt. Sehen Sie, der Konflikt zwischen Israel und Palästina ist weniger eine Frage der lokalen Interessen als eine Frage weltweiter wirtschaftlicher Interessen. Und das Gleichgewicht der Mächte in der Welt verändert sich. Die Amerikaner haben kein Geld mehr, und China hat kein Interesse an Israel, sondern am Handel mit der Arabischen Welt. Diese Mauer, die Sie hier sehen, die Israelis und Palästinenser trennt, die wird nicht so lange stehen. Sie wird fallen, wie die Mauer bei Ihnen gefallen ist. Wir werden es erleben.«*

»Geld regiert die Welt«, sagt man. Aber Geld, das ich habe und ausgeben kann, macht mich nicht nur mächtig, sondern zuweilen auch ohnmächtig, denn es macht mich abhängig von denen, die mir dieses Geld gegeben haben und es mir wieder geben können. Selbst, wenn diese Gabe nur einmal geschieht, erzeugen Geld und Besitz eine Abhängigkeit von denjenigen, die mir geholfen haben, diese Güter zu erlangen. Selbst nachdem diese Güter verbraucht sind, kann diese Abhängigkeit in Form einer Verpflichung, »sich erkenntlich zu zeigen«, empfunden werden und erhalten bleiben.

Bei oberflächlicher Betrachtung geht es um Dankbarkeit. Aber Gefühle lassen sich ja nicht befehlen und einfordern. So geht es tatsächlich nicht darum, ob man für die erhaltenen Güter dankbar ist oder nicht, sondern darum, ob man sich so verhält, als ob man dankbar wäre – genauer wohl: Es geht darum, mit seinem Verhalten zu zeigen, dass man den Geber der Gabe anerkennt, indem man das Gleichgewicht von Geben und Nehmen wahrt und ihn entsprechend seiner Gabe mit gleicher oder anderer Münze vergütet. Dabei ist oft schwer zu sagen, wie viel

Zeit oder Engagement, wie viel Unterdrückung eigener Wünsche oder wie viel Äußerung von Dankbarkeit und Anerkennung nötig sind, um die Gabe des Gebers aufzuwiegen. Denn wer entscheidet, wie viel »genug« ist? Entscheidet das die Situation, der Geber selbst, die Öffentlichkeit oder mein innerer Kritiker? Und woran werde ich es erkennen, wenn ich mich genug erkenntlich gezeigt habe?

Beziehungen, in denen Bestechung eine Rolle spielt, beruhen meistens darauf, dass der »Beschenkte« niemals wissen kann, wann er genug Wiedergutmachung geleistet hat. Dabei kann es sein, dass der Geber und der Empfänger der Gabe die Situation ganz unterschiedlich empfinden. Was für den Geber eine kleine Gabe ist, kann für den Empfänger einen großen Wert darstellen – oder umgekehrt.

Am Ende kann der »Beschenkte« einer solchen Situation womöglich nur entkommen, wenn er die Lebenswelt, in dem das Geschenk gemacht wurde, verlässt, indem er etwa in den Ruhestand eintritt, den Beruf oder Wohnort wechselt, oder wenn er sich überhaupt nicht mehr erkenntlich zeigt und damit einen Bruch in der Beziehung mit dem Geber herbeiführt.

# 8. Das Alltagseinerlei loslassen
## Warst du heute schon besonders?

*Entwicklung, Identität, Sinn, Sozialverhalten, Werte*

*Mit einer Kollegin habe ich mich über einen Arzt unterhalten, den wir beide kennen. Die Kollegin sagte:*

*»Immer wieder, wenn ich ihn treffe, stellt er mir dieselbe Frage: ›Warst du heute schon besonders?‹ Er hat mich das schon so oft gefragt:*

*›Warst du heute schon besonders?‹ Und wenn ich ihn inzwischen treffe, dann denke ich schon ganz von selbst, noch bevor er fragt: ›Warst du heute schon besonders?‹«*

Es gibt einen Grundsatz aus der Systemischen Therapie, der sagt, der Berater solle »einen Unterschied machen, der einen Unterschied macht«. Sobald der Berater mit dem Klienten Dinge bespricht, die einen Vergleich zwischen verschiedenen Möglichkeiten des Denkens und Verhaltens erlauben, besteht die Chance, dass jener neue Denk- und Verhaltensweisen für sich entdeckt und dadurch das Problem, das ihn in die Beratung geführt hat, löst. Dies gilt insbesondere dann, wenn der Blick des Klienten auf Kontraste fällt, die ihm bisher nicht aufgefallen sind. Hilfreiche systemische Fragen sind also Fragen, die genauere Unterscheidungen ermöglichen. Dabei vergrößert sich die Zahl der Möglichkeiten, zwischen unterschiedlichen Sichtweisen zu wählen.

Auch durch unser Verhalten können wir »einen Unterschied machen, der einen Unterschied macht«. Indem wir etwas Ungewöhnliches tun, fordern wir andere zum Nachdenken und zu einer Positionierung gegenüber unserem Verhalten heraus: Was bedeutet unser Verhalten für andere? Halten sie es für wünschenswert? Stellt es sie in Frage oder bestätigt es sie? Würden sie dasselbe tun? Und natürlich fordern ungewöhnliche Verhaltensweisen auch zu ungewöhnlichen Reaktionen heraus. Zumindest wird es schwierig, auf das Ungewohnte in gewohnter Weise zu reagieren, ohne zumindest für eine Weile in eine angeregte innere Diskussion abzutauchen.

Noch wichtiger und wertvoller erscheint mir aber etwas anderes. Die Frage: »Warst du heute schon besonders?« führt in eine Suche … in eine Suche … in eine Suche … können Sie mir sagen, wonach?

# 9. Besitz loslassen

## Der Osterhasenengel

*Erwachsen werden, Familie, Glauben, Migration, Schuld, Sterben, Trauer, Trauma, Trennung*

*Zu Ostern hatten uns die Großeltern zwei gasgefüllte Ballons gekauft in Form von Hasenköpfen mit langen Ohren. Es waren Gesichter darauf gedruckt; jeder Hase hatte zwei lange Knabberzähne und frech blinzelnde Augen. Ich war drei Jahre alt und hatte noch nie so einen Ballon gehabt. Meine Schwester hatte mehr Erfahrung, sie war schon fünf.*

*»Pass auf, dass du deinen Hasen nicht loslässt. Sonst fliegt er fort! Wir machen die Schlinge vom Faden um dein Handgelenk. Halte ihn gut fest!« Ich ballte eine Faust, während sie mir die Schlinge über die Hand streifte. Ihr Hase war grün und meiner war blau. Wir standen mit meinem Großvater vor seinem Haus und bewunderten die bunten Hasen, die an unseren Armen in der Luft tanzten.*

*Ich muss eine falsche Bewegung gemacht haben: Plötzlich schob sich die Schlinge über mein Handgelenk, vorbei an der Hand, an den Fingern – zuerst war der Hase dicht über uns und fast noch erreichbar, dann stieg er höher und höher. Mir wurde klar, dass niemand auf der Welt diesen Hasen zurückbringen konnte. Ich konnte ihn sehen, wie er kleiner und kleiner wurde, aber ich würde ihn niemals wieder bekommen. Mir kamen die Tränen.*

*»Schau mal, wie schön er aussieht da oben«, sagte mein Großvater. Das überzeugte mich nicht so ganz.*

*»Der Luftballon geht auf eine Reise«, sagte meine Schwester.*

*»Er fliegt in den Himmel.«*
*Wir stellten uns vor, dass er dort Gott treffen würde und die Engel. Wie es wohl wäre, mit ihm zu reisen? Was er von da oben wohl sah? Ganz klein wurde der Hase, bis wir ihn kaum noch sehen konnten. Einen Augenblick verlor ich ihn aus den Augen, dann sah ich ihn wieder, und dann war er weg. Ich konnte ihn nicht mehr finden. Wahrscheinlich war er schon im Himmel. Vielleicht als Osterhasenengel. Noch etwas traurig ging ich mit den anderen ins Haus.*
*»Stefans Luftballon ist zu den Engeln in den Himmel gekommen«, verkündete meine Schwester dort der Großmutter.*
*»Ja, wirklich? Erzählt doch mal!«*

»Handlungen müssen zum Abschluss gebracht werden. Was auch immer der Ausgangspunkt gewesen sein mag, das Ende wird schön sein. Nur weil eine Handlung nicht zum Abschluss gebracht worden ist, ist sie scheußlich.«[4]

Im Gespräch mit trauernden Menschen bemerke ich: Ein großer Teil der Belastung durch einen Todesfall besteht darin, Handlungen nicht zum Abschluss bringen zu können. Wir können dem Verstorbenen die Liebe nicht wiedergeben, die er uns gab. Wir können nicht mehr mit ihm streiten, wir können uns nicht mehr mit ihm einigen. Wir können ihm nichts mehr geben und können von ihm nichts mehr erhalten. So blicken wir hilflos hinterher und bleiben wie angewurzelt auf unserem Flecken Erde stehen.

Oft frage ich die Hinterbliebenen nach dem Kostbaren, das ihnen der Verstorbene im Leben gegeben hat, nach dem vielen, was an Gelerntem, an guter Prägung, an Fähigkeiten und an Erinnerungen bleibt. Dann sage ich zu ihnen: Wenn Sie all das an andere weitergeben, vielleicht an diejenigen, denen es Ihr Vater auch gerne geben würde, wäre das im Sinne Ihres Vaters? Könnte man dann sagen, dass das Weitergeben von all dem Guten an die Menschen, denen Ihr Vater es womöglich auch geben würde, wie ein Dank an Ihren Vater ist? Können Sie ihm auf diese Weise vieles von dem Guten, das Sie erhalten haben, zurückgeben? Dann lebt Ihr Vater in Ihren Handlungen gewissermaßen weiter. Könnte man sagen, dass das Gute, was er in die Welt gebracht hat, durch Sie dann weiterbesteht, so dass Ihr Vater durch Sie sozusagen weiter Gutes tut?«[5]

In anderen Trauersituationen erlebe ich, dass Menschen Schuldgefühle gegenüber den Verstorbenen haben. Sie meinen, etwas versäumt zu haben und womöglich an dem Tod des Angehörigen mit Schuld zu sein.

»Wenn wir Ihren Vater treffen könnten, im Himmel vielleicht, und wir könnten ihn fragen ›Hat deine Tochter etwas falsch gemacht? Bist du ihr böse?‹ – was meinen Sie, was würde er sagen?« Die Antwort ist fast immer die, dass der Verstorbene keine Schuld sieht und selbst dort, wo es vielleicht nahe liegen könnte, von Schuld zu sprechen, eine großzügige Haltung einnimmt.[6]

Wenn die Geschichten, die wir mit unseren Verstorbenen teilen, so zu Ende erzählt werden, dann wird die Trauer oft leichter und eine Heilung der Seele eher möglich. Wenn eine Frau etwa erzählt, ihr Vater habe sie bis zu seinem Tod nie gelobt und nie anerkannt, kann ich nachfragen:

»Ich weiß nicht, woran Sie glauben, aber angenommen, es gäbe so etwas wie einen Ort der Verstorbenen, einen Himmel vielleicht, und Ihr Vater ist dort, und im Himmel haben sie alle Weisheit Gottes, könnte man sich dann vorstellen, dass die Menschen dort – unter aller Weisheit Gottes – noch weiter reifen? Und angenommen, Ihr Vater würde so auch weiter reifen, könnte man sich dann vorstellen, dass er dort gelernt haben würde, Sie als seine Tochter für das, was Sie sind und erreicht haben, anzuerkennen? Könnte man sich dann auch vorstellen, dass er Sie vom Himmel aus sozusagen mit unhörbarer Stimme lobt? Was würde Ihr Vater dann, mit der Weisheit des Himmels begabt, zu Ihnen sagen?«

Ich freue mich über die Dinge, die der weiter gereifte Vater vom Himmel aus seiner Tochter mit auf den Weg gibt, und sie freut sich auch, und wir werden uns einig, dass die Geschichte auf diese Weise besser zu Ende erzählt ist, als in der vorherigen, trost- und hoffnungslosen Weise.

Ähnliches gilt nicht nur für die Geschichten, die uns mit den Verstorbenen verbinden – oder uns auf unsichtbare Weise von ihnen getrennt halten; es gilt für alle tragischen Geschichten, die wir uns und anderen über unser Leben erzählen.
Wenn die Geschichte vom Osterhasen für mich dort endet, wo ich dem Ballon entsetzt und hilflos nachsehe, dann wird sie für mich eine tragische Geschichte sein. Um ein glückliches Leben zu führen ist es nötig, Lebensgeschichten wie diese weiterzuerzählen, bis sie sich mit einem positiven Ausblick verbinden lassen. Dort dürfen sie enden.

# 10. Träume loslassen

## Der Tanz der Einhörner

*Ärger, Angst, Depression, Einsamkeit, Erwachsen werden, Jähzorn, Sterben, Suizidalität, Sucht, Trauer, Verantwortung*

*Ich hatte ein sechsjähriges Mädchen in der Beratung, das öfter erwähnt hatte: »Ich will tot sein.« Das sagte sie, wenn sie enttäuscht war, weil sie beim Spielen verloren hatte oder weil sie ein Geschenk nicht bekam. Aber man merkte auch, dass sie dabei wirklich sehr, sehr unglücklich war. Todunglücklich, würde das Mädchen vielleicht sagen. Aufs Tot-sein befragt erklärte sie, dass es im Himmel Engel und Einhörner gibt, und die Einhörner seien Pferde, die in den Himmel gekommen sind, und überhaupt sei es im Himmel viel schöner.*

*Ich fragte das Mädchen, ob ich ihm eine Geschichte erzählen dürfe. Die Geschichte ging so:*

*»In einem Land südlich von hier gibt es einen Wald, und darin lebt eine Herde Wildpferde. Und unter ihnen ist ein junges Pferd gewesen, das hat einen großen Wunsch gehabt:*

*›Ich möchte gerne die Einhörner sehen.‹ Die großen Pferde haben zu dem kleinen Pferd gesagt:*

*›Das geht nicht. Die Einhörner leben im Himmel, und da können wir jetzt noch nicht hin, erst später.‹ Das kleine Pferd hat sich damit aber nicht zufrieden gegeben, und als ihm keines von den großen Pferden eine befriedigende Lösung sagen konnte, wie es die Einhörner jetzt treffen könnte, da ist es zur Eule gegangen. Die Eule weiß nämlich fast alles. Das Pferd hat dreimal mit dem Huf an dem großen Baum gescharrt, in dem die Eule hoch oben*

*in einer Höhle gewohnt hat. Das ist das Zeichen zwischen den Pferden und der Eule, wenn die Pferde etwas wissen wollen. Die Eule hat heraus geguckt und hat gefragt:*

*›Was ist los, kleines Pferd?‹*

*›Ich will die Einhörner sehen‹, hat das Pferd gesagt.*

*›Die Einhörner wohnen im Himmel, da brauchst du ein Flugzeug‹, hat die Eule gesagt.*

*›Wie bekomme ich ein Flugzeug?‹ Das kleine Pferd ließ nicht locker. Die Eule dachte eine Weile nach und sagte dann:*

*›Ich habe eine Idee. Komm mit mir!‹ Die Eule flog los, und das kleine Pferd galoppierte hinter ihr her.*

*›Das wollte ich sowieso schon lange mal machen!‹ rief die Eule. Sie flogen und galoppierten quer durch den Wald und aus dem Wald heraus und kamen schließlich zu einem Zoo. Dort flog die Eule hinein. Sie flog zum Zoowärterhaus, wo ein Fenster offen stand und wartete, bis der Wärter in eine andere Richtung schaute. Dann flog sie lautlos hinein, nahm einen Schlüssel in ihren Schnabel und flog genauso still und leise wieder heraus, hinüber zum Affenhaus. Sie öffnete den Käfig und ließ den Affen frei.*

*›Setz dich aufs Pferd und halte dich an der Mähne fest!‹, rief sie. Der Affe tat, wie ihm geheißen wurde, die Eule flog voraus und das kleine Pferd galoppierte mit dem Affen hinterher.*

*›Wie kann ich euch das nur danken?‹ fragte der Affe, als sie schließlich in dem Wald, wo das kleine Pferd wohnte, Halt machten. ›Bau für das kleine Pferd ein Flugzeug‹, sagte die Eule, und bald machte sich der Affe ans Werk.*

*Einige Tage baute und hämmerte der Affe auf der großen Wiese in der Mitte des Waldes herum. Schließlich hatte er etwas geschaffen, das aussah wie ein Pferdewagen mit einem kleinen Häuschen davor und Flügeln darunter. In dem Häuschen gab es drei große Hebel, an denen man ziehen konnte. Der Affe ließ das kleine Pferd hinten einsteigen und stieg selbst vorne ein. Dann zog er den ersten Hebel: Der Motor begann zu tuckern. Er zog den zweiten Hebel: Das Flugzeug fuhr los und wurde immer schneller. Er zog den dritten Hebel, und das Flugzeug erhob sich in die Luft.*

*Immer kleiner wurden unter ihnen die Bäume, während sie höher und höher stiegen. Schließlich näherten sie sich den Wolken.*

*›Wir können da durchfliegen, sie bestehen nur aus Nebel‹, sagte der Affe, und so war es tatsächlich.*

*Bald waren sie über den Wolken und sahen von oben, wie die Sonne auf sie schien.*

*›Siehst du den Regenbogen?‹, fragte der Affe. ›Da fliegen wir durch. Der Himmel der Einhörner ist direkt hinter dem Regenbogen.‹ So machten sie es. Das kleine Pferd sah zum ersten Mal in seinem Leben einen Regenbogen von oben. Er leuchtete in allen Farben gleichzeitig, so etwas Schönes hatte das kleine Pferd noch nie gesehen.*

*›Hinter dem Regenbogen sind die Wolken fest, wir können darauf landen‹, sagte der Affe. Und so machten sie es. Das kleine Pferd schaute sich verwundert um:*

*›Wo sind denn die Einhörner?‹ ›Die sind doch unsichtbar. Wir müssen sie erst sichtbar pfeifen‹, antwortete der Affe. ›Ich kenne den Zauberpfiff.‹ Und der Affe stieß einen langen, verzwirbelt klingenden Pfiff aus. Sofort waren da viele Einhörner zu sehen.*

*Das kleine Pferd verbrachte nun viel Zeit damit, mit den Einhörnern zu spielen und zu erzählen, und es stellte ihnen alle Fragen, die es ihnen schon immer hatte stellen wollen. Dann tanzten die Einhörner mit dem kleinen Pferd den himmlischen Glückstanz, ganz lange, bis zum Abend. Das Pferd war wirklich himmlisch glücklich. Als der Abend kam, sagten die Einhörner:*

*›Du musst jetzt wieder nach Hause, kleines Pferd!‹*

*›Warum denn? Hier ist es viel schöner!‹ Das Pferd war enttäuscht.*

*›Du hast eine Aufgabe in deinem Wald zuhause‹, sagten die Einhörner. ›Wir möchten, dass du allen Pferden in deinem Wald den himmlischen Glückstanz beibringst, damit sie immer und immer wieder so glücklich sein können wie im Himmel.‹*

*›Aber dann kann ich ja nicht hier sein‹, protestierte das kleine Pferd. ›Und hier ist es wirklich am schönsten!‹*

*›Wir möchten dir etwas mit auf den Weg geben‹, sagten die Einhörner, und eines von ihnen überreichte ihm einen wunderschönen Edelstein. ›Das hier ist ein Zauberstein. Wann immer du ihn bei dir trägst und sogar, wenn du nur an ihn denkst, bringt er dir das Glück des Himmels. Du wirst himmlisch glücklich, wenn du an ihn*

*denkst. Was meinst du: Können wir dich so wieder auf die Erde gehen lassen?‹ Das kleine Pferd nickte. Es ging zurück zum Affen, der beim Flugzeug auf das Pferd wartete, und stieg ein. Der Affe bewegte den ersten Hebel, und der Motor begann zu brummen. Er zog den zweiten Hebel, und das Flugzeug rollte los. Er zog den dritten Hebel, und das Flugzeug erhob sich in die Luft. Die Einhörner, die vorher um das kleine Pferd herumgestanden waren, standen noch immer in einem Kreis. Sie alle hatten sich nun auf ihre Hinterhufe gestellt und verabschiedeten sich auf diese Art von dem kleinen Pferd. Es sah wunderbar aus.*

*Wieder flogen der Affe und das Pferd durch den Regenbogen, und danach tauchten sie durch den Wolkennebel nach unten hinab. Unter den Wolken konnten sie schon das Land sehen, und die Dinge tief dort unten wurden allmählich immer größer.*

*Bald erkannten sie den Wald, wo das kleine Pferd wohnte, und bald auch die Lichtung, von der aus sie gestartet waren. Genau dort landete der Affe mit dem Pferd auch wieder. Die anderen Pferde begrüßten sie stürmisch, und auch die Eule flog herbei, um das kleine Pferd und den Affen zu begrüßen.*

*›Hast du wirklich die Einhörner gesehen?‹, fragten die Pferde. Sie wollten alles über den Himmel der Einhörner wissen. Und bald brachte das kleine Pferd den großen Pferden den himmlischen Glückstanz bei, und alle wurden so glücklich, als wären sie im Himmel, obwohl sie doch auf der Erde waren. Sie tanzten diesen Tanz noch viele, viele Male.*

*Das kleine Pferd aber bewahrte den Zauberstein aus dem Himmel gut auf, und wann immer es wollte, dachte es an den Stein, und der Stein breitete in ihm eine wunderbare Freude aus, eine himmlische Freude, wie die Freude der Einhörner, wenn sie im Himmel tanzen.«*

Wie kann man ein Dasein in irrealen Welten loslassen? Wie kann ein Mensch aufhören, seine reale Welt zu verneinen, indem er in Traumwelten flieht? Oftmals stellen solche Fantasiewelten mehr eine Chance als ein Problem dar. Sie sind eine Möglichkeit, mitten im Alltag Urlaub zu nehmen und sich in einer wohltuenden Innenwelt von den Anstrengungen der sogenannten realen Welt zu erholen. Vielleicht fällt es uns nur selten auf, dass die vermeintliche Wirklichkeit oft nicht minder fantasiedurchdrungen, nur weniger erfreulich gestaltet ist, als manche Traumwelt.

In anderen Fällen, so wie hier, enthält die Traumwelt ein Element, das dem Zurechtkommen in der sogenannten realen Welt schädlich sein könnte. Wie kann man Träume verabschieden, die gegen die erlebte Realität gerichtet sind und die dem Wachstum, der Reifung und der Übernahme von Verantwortung in der realen Welt eher entgegenstehen, als dass sie diese fördern?

Man könnte eine Reise in diese Traumwelt unternehmen, im Prinzip eine Abschiedsreise, verbunden allerdings mit der Erlaubnis, diesem Land bei Bedarf auch weitere Besuche abzustatten. Man könnte diese Reise sehr intensiv gestalten und sich Zeit dafür nehmen, um alles, was es dort zu erleben gibt, in voller Intensität zu erleben. Und man kann aus diesem Land ein Symbol oder einen Zauberspruch mitbringen, wodurch all die Möglichkeiten, die diese Traumwelt bot, auch in der sogenannten realen Welt verfügbar werden. Man könnte sich dabei davon überzeugen, dass mit der Traumwelt eine positive Intention verbunden war, ein Bedürfnis nach Schutz, nach Glückserleben oder Sinn. Und man kann sich davon überzeugen, dass es auf der Welt noch mehr Menschen gibt, die dieses Bedürfnis hegen. Daraus kann der Auftrag entstehen, das Kostbare, das man in jener Welt so oft gefunden hat, an andere Menschen weiterzugeben – mit ganz realen Worten und Taten in der ganz realen Welt.

Im Allgemeinen ist es nicht erfolgversprechend und vielleicht noch nicht einmal wünschenswert, Kindern oder Erwachsenen – oder auch sich selbst – entlastende Traumwelten wegnehmen zu wollen. Wenn sie mehr Glück oder Schutz bieten als die sogenannte Realität, werden sie sich behaupten, und vielleicht ist das auch gut so. Wo es gute Gründe gibt, ein Leben in Träumen loszulassen, da sollte der Wert, den die Träume vermittelt haben, wertgeschätzt, genutzt und – mindestens als Option für besondere Zeiten – in die reale Welt mit hinüber genommen werden. Träume darf man lieben, und Träume wollen geliebt sein. Das pflegt sie. Und die Stärke und Liebe, die ein jeder so erleben kann, machen uns stark und liebesfähig für den »wirklichen« Alltag.

# 11. Das Warten loslassen

## Das eigentliche Leben

*Ärger, Angst, Depression, Einsamkeit, Erziehung, Partner schaft, Sinn, Schmerz, Tinnitus, Trauer, Werte, Wünsche*

*Immer wieder habe ich darauf gewartet, dass das eigentliche Leben losgeht. Ich habe gedacht, es würde dann kommen, wenn die aktuellen Probleme und Unfertigkeiten überstanden wären. Manchmal dauerten die Schwierigkeiten länger als erwartet, und ansonsten wurden sie von neuen Herausforderungen abgelöst. Irgendwann ist mir klar geworden: Noch eigentlicher wird's nicht.*

»Manchmal fühle ich mich wie ein Langstreckenläufer, oder auch wie auf glühenden Kohlen«, sagte ein Geschäftsmann zu mir. »Neulich hat meine Schwester mich am Telefon gefragt:

»Wo rennst du denn eigentlich hin? Wie viel Erfolg brauchst du denn noch? Wann ist es denn genug? Wann hältst du eigentlich mal an und tust etwas für dich? Wovor läufst du denn weg?‹ Lauter gute Fragen, und ich habe keine Antwort gewusst.«

Selbstverständlich ist es nötig, dass wir immer wieder einmal innehalten und selbst unserer Angst begegnen, der Trauer, der Wut und dem Schmerz – dass wir innehalten und zu diesen gefürchteten Gefühlen sagen: »Ihr dürft da sein, willkommen bei mir zuhause! Ich sehe euch an, ich nehme euch wahr, wir besprechen miteinander, was zu tun ist und dann lasse ich euch wieder los.«

Ein befreundeter Musiker, der auch Tai Chi praktiziert, hat mir einmal erzählt:

»Erst hat mich dieser Tinnitus fürchterlich gestört. Dann habe ich beschlossen, ihn zu meditieren. Ich habe geübt, ihn ganz genau wahrzunehmen, ihn wie einen Freund zu betrachten und dann alle Gefühle ihm gegenüber loszulassen. Nach ein paar Tagen war er weg.« Als ich die Mutter des Freundes traf und davon sprach, sagte sie:

»Ich bin da komisch. Ich rede dann mit meinem Körper. Als bei mir so ein Ton aufgetaucht ist, habe ich mit meinem Ohr gesprochen und zu ihm gesagt: ‹Pieps du nur und lass mich in Frieden!‹ Immer wieder habe ich solche Sachen zu meinem Ohr gesagt. Nach einiger Zeit habe ich gemerkt, dass es manchmal Pausen gab, wo der Ton weg war. Wenn er wiederkam, hab ich immer wieder gesagt: ‹Pieps du nur und lass mich in Frieden!‹ Irgendwann war der Ton ganz weg.«

Manches Problem lässt sich leichter loslassen, indem man ihm – gegen die anfängliche eigene Intention – erlaubt zu bleiben. Die beiden Tinnitushörer hatten sich auf verschiedene Weise für die Gefühle desensibilisiert, die der Ton anfänglich in ihnen ausgelöst hatte und die vielleicht dann umgekehrt zu seinem Bleiben beigetragen hatten. Grundsätzlich ist es möglich zu lernen, unsere Gegenwart mitsamt dem, was uns daran quält zu betrachten, ihrem Anblick mehr und mehr standzuhalten, das Quälende zunehmend zu erlauben und dadurch einen Teil der Qual zu verlieren.

Wenn ein Mensch versuchte, einen Hund, der sich in seinen Arm verbissen hat, mit Schleuderbewegungen abzuschütteln, würde er sich womöglich noch mehr verletzen und die schmerzhafte Situation in die Länge ziehen. So können angstvolle oder verärgerte Reaktionen auf Belastungen die Unannehmlichkeit vervielfachen, wohingegen ein Stillhalten, Wahrnehmen und Anerkennen des Schrecklichen den Schmerz im Vergleich eher verringern würde. Der Grund, warum wir nicht so reagieren, ist, weil es unmöglich scheint. Warum nicht das Unmögliche einfach trotzdem probieren?

# 12. Angst loslassen

## Jecko

*Allergie, Angst, Depression, Mobbing, Monster, Wahn, Zwang*

*Jecko war ein streunender Rauhaardackel. Eine tödliche Gefahr ging von ihm aus: Jederzeit konnte er mich anfallen und zerfleischen. Schon einmal, als ich noch vier war, hatte er mich angegriffen und ins Hosenbein gebissen. Das nächste Mal könnte leicht mein letztes Mal sein. Ich stellte mir vor, wie jemand auf der Straße meinen zerfleischten Leichnam finden würde. Die Leute würden in meiner Hosentasche nach Spuren suchen, die auf den Täter hinweisen könnten. Sie würden dort einen zerknüllten Zettel finden mit der Aufschrift »Jecko war's«. Dann erst würden sie begreifen, wie lange ich schon wusste, dass dieses Monster es auf mich abgesehen hatte und wie lange ich schon in Angst und Schrecken lebte.*

*Keiner außer mir schien diese Gefahr zu erkennen. »Geh' ihm einfach aus dem Weg«, rieten meine Eltern. Das half mir nicht, denn die Straße, in der wir lebten, war nicht breit genug, um einen ausreichenden Sicherheitsabstand zu halten.*

*»Was kann ich wegen Jecko machen?« fragte ich meine ältere Schwester.*

*»Du darfst einfach keine Angst vor ihm haben«, sagte sie. »Hunde riechen nämlich Angst und dann beißen sie.«*

Wie kann man sich selbst und anderen helfen, irrationale Ängste loszulassen? Was kann man tun gegen Monster unter dem Bett oder in der Toilette, gegen Geister im Keller oder Einbrecher im Kleiderschrank oder auch gegen blutrünstige, mordlustige Rauhaardackel? Was nicht hilft, sind Argumente. Ich hatte als Kind Angst vor Wölfen und kann definitiv sagen, dass die Information, Wölfe seien hierzulande ausgestorben, diese Angst ebenso wenig verminderte wie die Aussage, dort, wo es noch Wölfe gebe, mieden sie die Menschen. Wenn hinter dem Sofa in meinem Zimmer ein Wolf lauerte, dann war es ihm egal, was meine Eltern und meine Schwester von ihm wussten. Was ebenso wenig hilft, sind Aufforderungen, nicht zu erleben, was man erlebt – insbesondere natürlich, wenn diese mit Androhungen negativer Konsequenzen verbunden werden.

Um meine Angst vor Wölfen zu überwinden, wäre ein Werwolfspray günstig gewesen. Wie jeder weiß, markieren Wölfe ihr Revier, und sie meiden das Revier stärkerer Wölfe, um nicht im Kampf gegen sie zu unterliegen. Nun fürchten die Wölfe mehr als alles andere die Werwölfe … Es wäre praktisch gewesen, wenn meine Eltern ein Deospray gefunden hätten, das zufälligerweise genauso riecht wie das Markiersekret eines Werwolfs, so dass schon ein kleiner Druck auf die Spraydose die Wölfe im Umkreis von hunderten von Kilometern vertreibt. Und wenn auch niemand so genau weiß, wie Werwölfe riechen, so hätte doch mein Glauben an die Wirkung des Sprays alle Wölfe vertreiben können. Hinzu kommt: Auch Rauhaardackel, die ja von den Wölfen abstammen, versetzt ein solches Spray in Angst und Schrecken, erst recht, weil sie nicht im Rudel unterwegs sind und dem Angriff eines Werwolfs völlig schutzlos ausgeliefert wären … Irgendwann hätte ich sicher vergessen, das Spray mit mir herumzutragen, weil ich sowieso keine Angst mehr gehabt hätte, und mit der Angst wären gewiss auch die Wölfe verschwunden.

Was mit Dackeln oder Wölfen gelingt, geht auch mit allen anderen Monstern. Die Tochter eines Kollegen war eine Zeitlang sehr verängstigt, weil ein Kindergartenkamerad ihr regelmäßig drohte, wenn sie nicht tue, was er wolle, dann hole er seinen großen Bruder und dessen »Soldatenbande«. Dem Vater des Mädchens fiel ein, wie sehr seine Tochter von den riesigen

Mastsäuen ihres Onkels beeindruckt gewesen war. Er schlug seiner Tochter vor:

»Dann sag du zu ihm: ›Dann hole ich Onkel Arthur und seine Schweinebande!‹«[7] Das Problem war damit behoben.

Ein anderer Kollege erzählte mir, wie seine Tochter immer Angst vor »dem Affen« hatte. Alles nächtliche Trösten half nur vorübergehend.

»Irgendwann«, so teilte mir der Kollege mit, »als mir Louises riesige Augen den Affen wieder anzeigten, griff ich intuitiv aus dem Kaufmannsladen eine Holzbanane, riss das Fenster auf, warf mit den Worten ‹Raus, du Mistvieh!‹ die Banane aufs Garagendach und schloss das Fenster wieder. Louise sah zu, legte sich hin und schlief wieder ein. Wenige Nächte später hörte ich, wie das Fenster auf und wieder zu ging. Und die Banane musste wieder vom Garagendach geholt werden.«[8]

Sinnlich erlebte Realitäten haften fester in uns als Abstraktionen. In der Welt unserer Träume gelten Bilder, Töne, Körpergefühle und Gerüche mehr als Zahlen und Zeichen. Das heißt, irrationale, Angst erzeugende Bilder kann man nicht mit Argumenten überwinden. Man benötigt stärkere Gegenbilder, am besten solche, die mit einer ähnlichen Irrationalität operieren wie die Angstbilder. Natürlich gilt das nicht nur für Kinder, sondern auch für Erwachsene. Um Erwachsenen zu helfen, Angstbilder loszulassen, ist es oft möglich, ihnen (oder sich selbst) zu sagen: Glücklicherweise bist du nicht in der Situation, die du beschreibst, sondern die Situation ist in dir. Sie ist ein innerer Film, den ein Regisseur deines Gehirns in dir erzeugt hat. Weil das so ist, kannst du den Film verändern, so, wie dir eine Veränderung einleuchtet und wie dir der Film besser gefällt. Wie könntest du den Ton, die Farbe oder auch den Ablauf deines vorherigen Angstfilms so ändern, dass er statt beängstigend zu sein interessant und anregend auf dich wirkt? Welche Filmmusik würdest du ihm unterlegen, welche komischen Elemente könntest du einbauen? Schau dir deinen neuen Film mehrere Male an, bis du ihn etwa so gut kennst wie den vorigen …

Je besser wir uns darauf einlassen, dass alle sogenannte Zukunft nur eine Trickfilmsimulation ist, deren Regisseure wir selbst sind, desto besser gelingt es uns, unsere Zukunftserwartung mitsamt den damit verbundenen Gefühlen an unsere Bedürfnisse anzupassen. Oft verändert sich die absehbare Entwicklung mit den vorher gehegten Erwartungen. Das heißt, wir bekommen mit den veränderten inneren Bildern anschließend auch eine andere Realität.

# 13. Verzweiflung loslassen

## Herr Beyer in der Hölle

*Aggression, Angst, Autoaggression, Depression, Erwachsen werden, Erziehung, Gewalt, Glauben, Lernen, Missbrauch, Psychose, Schizophrenie, Trauma, Verzweiflung, Wahn, Zwang*

*Das Pflegepersonal wies mich auf einen Mann hin, von dem sie sagten, er litte unter Wahnvorstellungen. Es sei nicht möglich, mit ihm über irgend etwas anderes zu reden als über sein Thema. So besuchte ich den Mann, um mit ihm über sein Thema zu reden.*

*»Guten Tag, Herr Beyer. Ich bin Pfarrer und möchte mich gern einmal nach Ihnen erkundigen. Was bewegt sie denn zur Zeit?«*

*»Ich komme in die Hölle.«*

*»Warum kommen Sie denn in die Hölle?«*

*»Ich habe viel falsch gemacht.«*

*»Was haben Sie denn zum Beispiel falsch gemacht, wenn ich fragen darf?«*

*»Ich war faul in der Schule. Ich habe nichts gelernt. Ich habe nichts aus meinem Leben gemacht. Darum komme ich in die Hölle.«*

*»Ah – und wie ist es dort in der Hölle?«*

*»Heiß. Da ist Feuer.«*

*»Mit dem Feuer ist das ja so: In der Mitte ist die Glut. Da ist es am heißesten. Drumherum sind die Flammen. Die sind weniger heiß als die Glut, aber auch sehr heiß. Wenn man neben dem Feuer steht, ist es weniger heiß. Man kann einen Meter neben dem Feuer stehen oder zehn Meter oder hundert Meter. Das ist eine Entscheidung, ob man nah am Feuer oder weiter weg stehen möchte. Wo möchten Sie denn stehen?«*

»Ich stehe immer da, wo es ganz heiß ist.«

»Woher wissen Sie eigentlich, dass Sie in die Hölle kommen?«

»In Albersweiler gab es eine Konferenz von denen aus der anderen Welt, aus dem Jenseits. Da war ich dabei.«

»Wann war das denn?«

»Vor 20 Jahren.«

»Und was haben die aus dem Jenseits Ihnen da mitgeteilt?«

»Das war schwer zu verstehen. Die haben ganz undeutlich gesprochen.«

»Oh! Wenn die ganz undeutlich gesprochen haben, die aus dem Jenseits, da haben Sie ja ein echtes Problem, das ist ja ganz schwierig für Sie, wenn die sich nicht klar und verständlich ausgedrückt haben! Das ist ein wirkliches Problem! Da könnte es jetzt zum Beispiel sein, dass die über einen ›Herrn Meyer‹ gesprochen haben, und Sie haben ›Herr Beyer‹ verstanden. Die sagten zum Beispiel ›Herr Meyer geht in die Hölle!‹ und Sie haben verstanden ›Herr Beyer geht in die Hölle!‹ Und da laufen Sie seit zwanzig Jahren herum, und vielleicht noch dreißig oder vierzig weitere Jahre, und denken, Sie müssen zur Hölle und dabei geht in Wirklichkeit nicht Herr Beyer, sondern Herr Meyer zur Hölle! Und Sie machen sich all die Jahre lang die ganzen Sorgen ganz umsonst!«
Herr Beyer schaute nachdenklich. Ich redete weiter:

»Ich finde das nicht richtig, dass die so undeutlich reden! Sie haben doch einen Anspruch darauf, zu wissen, was aus Ihnen wird! Sonst machen Sie ja den ganzen Kummer völlig unnötig, bloß weil die Sie nicht richtig informieren!« Herr Beyer sagte nichts, schaute mich aber die ganze Zeit interessiert an. Es sah so aus, als ob er über etwas Schwieriges nachdächte und noch zu keinem Schluss käme. So fuhr ich fort.

»Wissen Sie, wenn mir ein Amt eine Vorladung zum Gericht schicken würde und das Papier wäre so verschmiert, dass ich nichts lesen könnte, dann bräuchte ich auch nicht zur Verhandlung zu gehen. Da wird jeder Richter sagen: Diese Vorladung genügt der juristischen Formpflicht nicht. Wer so unklar angeschrieben wird, braucht auch nicht zu kommen. Oder wenn jemand vom Gericht mich anruft und sagt: ›Schuschalalawawa‹ und meint, das soll eine Vorladung sein – da brauche ich nicht zu erscheinen. Genauso *ist das mit dem jüngsten Gericht: Wenn die wollen, das Sie zur Hölle gehen, dann müssen sie sich deutlich ausdrücken und Sie klar informieren. Sonst brauchen Sie da nicht hin. Wenn Sie nicht einmal sicher sein können, ob die Beyer oder Meyer gesagt haben, dann brauchen Sie auch nicht zur Hölle. Sie haben schon Recht, dass Sie an die Hölle glauben, aber die Hölle braucht sie nicht, die kommt ohne Sie aus. Ist das für Sie nachvollziehbar?«*

*»Wie komme ich denn da jetzt raus?« fragte der Mann.*

*»Wo raus?« »Aus dem negativen Denken.«*

*»Ah. Sie möchten raus aus dem negativen Denken. Die meisten Leute werden sagen: Indem Sie positiv denken. Das stimmt nicht. Durch positives Denken kommen Sie da nicht raus, sondern durch gute Träume. Darf ich Ihnen dazu eine Geschichte erzählen?*

*Wenn Sie möchten, dann stellen Sie sich Ihr Leben doch einmal wie ein Bergdorf vor, in dem ein Fluss über die Ufer getreten ist und ganz viel Schlamm und Geröll mit sich gebracht hat. Nach diesem Unglück trifft sich der Gemeinderat mit den Dorfbewohnern, der Feuerwehr und dem Katastrophenschutz und sie besprechen, was zu tun ist. Als erstes kommen Leute mit Baggern, Raupen und Lastwagen, um das grobe Geröll wegzuschaffen. Können Sie sich das ausmalen?«*

*»Ja.«*

*»Sie können sehen, wie die das alles wegschaffen. Nach dem Räumteam kommen Leute mit Schläuchen und Besen. Die schaffen all den Schlamm und Sand aus dem Dorf, den ganzen Dreck, der da von weiter hinten reingekommen ist. Sie können sehen, wie die das alles ins Tal hinunter spülen. Danach kommt ein Team von Handwerkern. Da kommen Maurer, Gipser, Maler, vielleicht auch Elektriker, Installateure, Stukkateure, Restaurateure. Was stellen Sie sich vor, machen die?«*

*»Die können Decken einziehen und Zwischenwände mauern.«*

*»Genau. Was noch?«*

*»Teppichboden legen. Leitungen verlegen. Vorhangschienen anbringen.«*

*»Genau. Nach den Handwerkern kommen die Gärtner. Die legen den Park und die Gärten wieder an. Vielleicht kommt noch ein Dorfbrunnen oder eine Dorflinde dazu, um das Dorf noch schöner*

*zu machen, als es vorher war. Und ein Gedenkstein. Kann man sich das vorstellen?«*

*»Nicht so gut.«*

*»Na, Sie brauchen sich das noch nicht vorstellen können. Sagen Sie Ihrer Seele einen schönen Gruß, dass sie das für Sie macht, so dass Sie sich darum nicht zu kümmern brauchen. Danach kommen ganz wichtige Leute. Das ist das Präventionsteam. Die sorgen dafür, dass so etwas nicht mehr wieder vorkommt. Die können zum Beispiel oberhalb des Dorfes den Hang bepflanzen, damit die Wurzeln der Bäume das Erdreich festhalten. Sie können da Mauern und Zäune im Stil von Lawinenzäunen hinbauen. Sie können dem Bach ein tieferes Bett graben, können Staustufen und Rückhaltebecken bauen oder sogar eine Umleitung für das überschüssige Bachwasser konstruieren.«*

*»Ich glaube, mein Vater hat mich zu sehr geschlagen«, sagte der Mann plötzlich.*

*»Er hat mit mir das Einmaleins gelernt und hat gesagt: ›Wenn du das jetzt nicht weißt, bekommst du noch mehr Schläge!‹ Ich konnte so überhaupt nicht lernen.«*

*»Dann waren Sie vielleicht gar nicht faul. Sie haben nur das Lernen vermieden, um nicht an die Schläge zu denken«, sagte ich.*

*»Ich habe mir in meinem Leben alles kaputt gemacht«, sagte er. Er erzählte, dass es ihm Angst mache, wenn sich jemand über ihn freue oder etwas Gutes zu ihm sage. Ich sagte:*

*»Vielleicht ist das, weil Sie Freundlichkeit und Gewalt früher gemischt bekommen haben, beinahe gleichzeitig. Und wenn Sie jetzt freundliche Menschen erleben, haben Sie Angst vor der Gewalt, weil es Sie an früher erinnert. Sagen Sie Ihrer Seele bitte einen schönen Gruß, dass es schön ist, dass sie sie schützen will, aber dass sie da mehr als nötig tut. Sagen Sie Ihrer Seele, dass sie ab jetzt nur noch genau diejenigen Menschen zu fürchten braucht, die Ihnen Gewalt angetan haben, und auch das nur noch in Situationen, die genauso sind wie damals, als das Schlimme passiert ist. Alles andere ist zuviel gelernt.«*

*Dann erzählte ich ihm eine Geschichte über ein verfallenes Schloss, das lange vernachlässigt worden war, durch dessen Dach der Regen tropfte und in dem Vandalen ihr Unwesen getrieben hatten. Irgendwann hatte sich eine Bürgerinitiative gebildet, die sich des Gebäudes annahm, und nun werde das Schloss renoviert. Später erzählte ich ihm von einer verfahrenstechnischen Anlage, mit der man ein Gemisch aus Erdbeerquark und Jauche bis zum allerletzten Molekül vollständig trennen könnte. Ich bat ihn, er möge seiner Seele auszurichten, sie solle mit dem ungenießbaren Gemisch von Liebe und Gewalt, das er kennengelernt habe, dasselbe tun. Seine Seele könne dann die Gewalt dorthin zurückgeben, wo sie herkam und die Liebe behalten. Er solle das, was ihm geschadet habe, seinem Vater geben und der könne es dorthin geben, wo er es her habe, und so weiter.*

*»Und die geben das dann immer weiter?« fragte der Mann.*

*»Genau, durch die ganze Geschichte.«*

*So fuhr ich fort, auf alles, was er sagte, mit Erzählungen zu antworten, die wie Träume seine bisherigen Belastungen und Möglichkeiten, diese loszulassen, in Bilder fasste.*

*»Der Weg von der Hölle zum Himmel ist weit«, sagte er auf einmal.*

*»Sie haben schon ein gutes Stück zurückgelegt«, erwiderte ich.*

*»Noch nicht so viel.«*

*»Sie gehen in die richtige Richtung. Der Rest ist eine Frage der Zeit.« Der Mann erzählte mir daraufhin, wenn er unter Menschen sei, breche zu vieles über ihn herein.«*

*»Kennen Sie diese Sonnenbrillen, die sich automatisch verdunkeln, wenn es zu hell wird?« fragte ich.*

*»Ja, so eine hatte ich einmal.«*

*»Wenn Sie unter Leuten sind, stellen Sie sich vor, eine Glaskugel um sich zu haben, die sich so verdunkelt, wenn die Menschen zu freundlich oder auf andere Art anstrengend für Sie sind.« Er überlegte einen Augenblick.*

*»Ich brauche viel Vertrauen.«*

Was für Menschen mit Wahnvorstellungen gilt, das betrifft uns in Wahrheit alle. Angst und Verzweiflung können jeden von uns in den Wahnsinn treiben. Vielleicht sind Wahnvorstellungen gar nichts so Ungewöhnliches. Die meisten von uns tragen ihren Wahn nur eher unauffällig mit sich herum. Die Katastrophenfilme, die sich in uns abspielen, wenn wir uns eine Zeitlang intensiv vor etwas fürchten, haben regelmäßig einen Hauch von Wahnsinn. Die Szenarien, die wir entwickeln, wenn wir verzweifelt sind, erleben wir oft als so grausam, so unentrinnbar und so unbestreitbar wahr, dass wir mit den Behauptungen anderer Menschen, es gebe noch eine andere »Wahrheit« in unserem Leben, nichts anfangen können. Um einem anderen Menschen in einer solchen Situation zu helfen, ist ein Weg, sich ganz auf die Träume einlassen, in denen sich jene Angst ausdrückt. Wenn wir solche Angstträume gleichzeitig ganz ernst nehmen und bereit sind, damit zu spielen, kann es sein, dass wir eine Lücke finden, ein Schlupfloch des Traums, das einen Ausweg aus der Angst ermöglicht.

Wenn es um unsere eigenen Ängste geht, ist es manchmal besonders schwierig, die kreisenden Gedanken zu unterbrechen. Am besten ist es da wohl, wenn wir uns einem anderen Menschen anvertrauen, der unsere inneren Filme mit uns anschaut. Alleine aus den Angstszenarien auszusteigen gelingt am ehesten, wenn wir unsere Tagträume als Träume wahrnehmen. Sobald wir sagen können:

»Nicht ich bin in der Hölle (denn um mich sind Möbel und keine Flammen), sondern die Hölle ist ein Film in mir«, besteht die Chance, unsere Träume und damit unsere Realität aktiv umzugestalten.

# 14. Schüchternheit loslassen
## Selbsttherapie

*Angst, Erfolg, Erwachsen werden, Entwicklung, Freundschaft, Motivation, Partnersuche, Schüchternheit, Trennung*

*Anton war mit seiner Frau und seinem siebzehnjährigen Sohn Tim in Urlaub. Der Junge war unglücklich darüber, dass er so schüchtern war und fragte seinen Vater, was er dagegen tun könne. Anton sagte:*

*»Einmal war ich mit meinem Freund Stefan abends unterwegs. Uns störte, dass wir uns nicht trauten, mit Frauen, die wir nicht gut kannten, ins Gespräch zu kommen. Also vereinbarten wir einen Wettbewerb. Erst durfte ich ihm eine Mutprobe auferlegen, dann er mir, und dann abwechselnd den ganzen Abend so weiter. Durch ein Punktesystem sollte der Gewinner des Abends ermittelt werden. Es gab zwei Punkte für jede bewältigte Herausforderung, einen für jeden ernsthaften Lösungsversuch und null Punkte fürs Aufgeben. Die einzige Bedingung für die Lösung der Aufgaben war, dass unsere Experimente für niemanden kränkend sein sollten. Die erste Aufgabe bestand darin, der Bedienung im Café ein Kompliment zu machen. Die zweite war, mit einer Dame von irgendeinem Nachbartisch eine mindestens einminütige Konversation zu beginnen. Am Ende gab ich Stefan die Aufgabe, einer ihm unbekannten Frau einen Handkuss zu geben, ohne dass diese sein Vorgehen beanstandet.«*

*»Hat er das gemacht?«*

*»Er hat zwei Frauen, die uns auf dem Bürgersteig überholen wollten, angesprochen. Eine von ihnen redete gerade irgendetwas über ›Mut‹.*

*›Apropos Mut‹, sagte er zu ihr, ›wir machen gerade eine Mutprobe. Ist es für Sie in Ordnung, wenn ich Ihnen einen Handkuss gebe?‹ Die Frau stutzte:*

*›Wer wäre denn dann mutig?‹, antwortete sie.*

*›Sie und ich‹, sagte Stefan.*

*›Und danach?‹*

*›Dann gehen Sie in die eine Richtung weiter, und wir in die andere.‹*

*›Mehr nicht?‹*

*›Mehr nicht.‹ Und Stefan bekam ihre Hand zum Kuss. Wir haben die beiden später an dem Abend noch einmal gesehen und haben uns sehr fröhlich gegrüßt.«*

*»Das mache ich auch«, sagte Tim. Das nächste, was Anton sah, war, dass Tim in dem italienischen Dorf, in dem sie sich gerade befanden, jeden, aber auch wirklich jeden Passanten, den er traf, mit einem überschwänglichen »Hi!« begrüßte. Die Leute schauten etwas irritiert, aber einige grüßten zurück. Dann probierte er dasselbe mit »Ciao!«. Er bekam noch mehr Grüße und kam, obwohl er kein Italienisch sprach, mit etlichen Dorfbewohnern auf Deutsch, Englisch und in Zeichensprache ins Gespräch. Einige Zeit später erwähnte seine Mutter, sie müsse in die Apotheke, Tampons kaufen.*

*»Lass mal, ich mach das für dich«, meinte Tim. Und er ging in die Apotheke. Die Apothekerin verstand ihn nicht und brachte ihm einen Schnuller.*

*»Nicht hier« antwortete Anton, schüttelte den Kopf und deutete auf den Mund, »sondern hier«, und deutete zwischen seine Beine.*

*»Tampons!« »Wie? Für wen?« fragte die Apothekerin.*

*»Für meine Mutter«, sagte Tim und strahlte.*

Wie kann ein Mensch seine Schüchternheit loslassen und überwinden? Im Grunde geht es darum, ein mutiges Verhalten zu trainieren, und damit das funktioniert, muss das Training reizvoll sein. Man kann eine Wette abschließen oder mit Gleichgesinnten einen Wettkampf rund um mutiges und selbstsicheres Verhalten austragen. Man kann mit Belohnungen oder mit Vertragsstrafen arbeiten.

Natürlich gilt das auch für andere Situationen, die Mut erfordern. Ein Mann, der sich von seiner Frau getrennt hatte und ausgezogen war – vorläufig, wie er seiner Frau und seinen Kindern erklärt hatte – traute sich nicht, seiner Familie mitzuteilen, dass er nicht mehr zurückkehren werde. Nach wiederholten Absichtserklärungen in mehreren aufeinander folgenden Therapiestunden fragte ich ihn, ob er sicher wisse, dass seine Trennung endgültig sei und er seiner Familie das mitzuteilen habe. Als er das bejahte, sagte ich zu ihm:

»Ich schlage vor, wenn Sie bis zum nächsten Mal diesen Schritt nicht getan haben, bringen Sie mir eine Flasche guten, teuren französischen Rotwein. Ist das für Sie in Ordnung?« Der Mann stimmte zu.

»Aber achten Sie bitte darauf, dass es wirklich guter Wein ist. Ich möchte mich an meinem Gewinn auch freuen. Und verlassen Sie sich darauf, dass ich Ihnen Fragen stellen werde, warum es wieder nicht geklappt hat und ich diesen wunderbaren Wein gewonnen habe.« In der nächsten Therapiestunde teilte mir der Mann mit, er habe seine Frau von der Endgültigkeit seiner Trennungsabsicht in Kenntnis gesetzt.

Um also Schüchternheit und Ängstlichkeit loszulassen, mutig zu werden und Konsequenz zu lernen, ist es hilfreich, mit anderen zunächst einen Plan zu entwickeln. Bei der Umsetzung kann man sich dann von ihnen über die Schultern schauen lassen, ab und zu über die erreichten Fortschritte berichten und gegebenenfalls auch auf spielerische Weise mit Lohn und Strafe operieren.

# 15. Sorgen loslassen

## Heute Abend um Neun

*Angst, Depression, Sorgen, Trauer, Trennung*

*»Ich habe mich mit meinen Sorgen verabredet«, sagte eine Patientin im Krankenhaus zu mir. »Ich habe zu ihnen gesagt: Heute Abend um Neun treffen wir uns. Vorher braucht ihr nicht zu kommen!«*

Manchmal treffe ich in der Klinik Patienten, die etwa sagen: »Ich weiß nicht, ob es ein harmloser oder in bösartiger Tumor ist. Gestern haben sie das Gewebe entnommen. Ich muss aber bis Montag warten, wie die Analyse ausfällt.«

In den Tagen bis dahin befinden sich die Patienten oft in einem sehr zerrissenen Zustand. Ich sage dann zu ihnen: Wenn Sie am Montag ein gutes Ergebnis erhalten, sind Sie sicher sehr froh. Und wenn Sie sich bis dahin ausmalen, wie Sie damit umgehen, wenn Sie ein unerwünschtes Ergebnis bekommen, dann haben Sie sich drei ganze Tage umsonst fertig gemacht. Ich kann Sie so gut verstehen. Aber es könnte sein, dass am Montag alles in Ordnung ist, und wenn ich sehe, wie Sie sich Sorgen machen und mir dann vorstelle, dass das vielleicht alles ganz umsonst sein wird, dann finde ich das schade für die kostbare Zeit.«

»Aber es kann doch auch sein, dass ich ein schlechtes Ergebnis bekomme«, sagen die Patienten dann vielleicht.

»Ich denke, dass es dann reichen wird, wenn Sie sich anschließend den Kummer machen, den Sie jetzt vorher haben. Tatsächlich glaube ich aber, dass Sie mit einer klaren schlechten

Nachricht besser umgehen können werden, als wenn Sie die bisherige Unklarheit zum Anlass nehmen, um zu grübeln. Ich schlage vor, dass Sie sich bis Montag nur ausmalen, wie Sie einen guten Befund bekommen und anschließend froh nach Hause gehen. Wenn es dann anders kommen sollte, bleibt für den Kummer noch Zeit genug.«

Einmal sagte eine Patientin zu mir: »Ich werde morgen operiert und mache mir solche Sorgen.« Man konnte es ihr ansehen, dass Angst und Unruhe sie umtrieben. Ungünstigerweise hatte ich nicht lange Zeit, um mich mit ihr zu unterhalten. Ich hatte einen Termin und sollte schon unterwegs sein.

»Was haben Sie denn in Ihrer Nachttischschublade?«, fragte ich.

»Im Nachttisch? Da habe ich nichts drin.«

»Ich möchte gern mit Ihnen eine Vereinbarung treffen. Ist das in Ordnung?« fragte ich sie.

»Was denn für eine Vereinbarung?«

»Ich finde, das ist nicht gut, wenn Sie sich mit Ihren Sorgen alleine beschäftigen. Ich möchte mit Ihnen vereinbaren, dass Sie die Sorgen in diese Nachttischschublade stecken und sie nur dann herausholen, wenn Besuch bei Ihnen ist, dem Sie sie zeigen möchten. Das könnte ich sein, wenn ich wiederkomme oder ein Besucher von Ihnen.«

»Ja, das ist in Ordnung.« Ich öffnete ihre Nachttischschublade. Hier können Sie sie reinlegen. Sind sie drin?«

»Ja, ich hab sie reingetan …«

Ich erinnere mich an eine andere Frau, die viele Sorgen hatte. Sie sorgte sich um ihre angeschlagene Gesundheit,um eine Wohnung, die sie sich suchen musste, um ihre Partnerschaft, die in einer Krise war, um ihre finanzielle Situation und um vieles andere.

»Kennen Sie Karteischränke?« fragte ich sie.

»Ja, natürlich. Ich habe früher in einer Schule gearbeitet. Da gab es einen Karteischrank.«

»Diese Karteischränke haben ja die Eigenart: Wenn man eine Schublade öffnet, sind alle anderen geblockt. Man kann jede Schublade einzeln aufziehen, aber niemals mehrere auf einmal.

Sie haben mir viele Sorgen erzählt. Ich möchte das gerne einmal sortieren. Außerdem fände ich es gut, wenn Sie nur eine Ihrer vielen Sorgen auf einmal anschauen und manchmal auch alle Sorgenschubladen schließen und einmal Ihre Ruhe davon haben. Sorgen sind eine mentale Angelegenheit. Deswegen möchte ich gerne mit Ihnen einen mentalen Karteischrank anlegen. Ist das für Sie in Ordnung?«

»Das klingt gut.« So zeichnete ich auf ein Blatt Papier einen Karteischrank mit vielen Schubladen.

»Was schreiben Sie denn auf die Schubladen drauf, damit Sie die Sorgen auch wieder finden, wenn Sie sie einmal anschauen möchten. Wir etikettierten die Schubladen mit Begriffen wie »Wohnung«, »Finanzielle Sorgen«, »Gesundheit« und so weiter. »Schublade auf, Wohnungssorgen rein, Schublade zu« – so oder ähnlich redete ich bei jeder Lade, die wir beschrifteten.[9] Schließlich bat ich sie:

»Erzählen Sie mir doch bitte einige Ihrer schönsten Erinnerungen!« Sie erzählte mir von der Geburt ihrer Tochter, von einem Strandurlaub, von Spaziergängen mit dem Hund und anderes mehr.

»Ich möchte gerne, dass die Sorgen in den Schubladen nicht so allein sind und vor allem nicht so unglücklich«, sagte ich. Ist es in Ordnung, wenn wir in jede Schublade eine Kopie von dem guten Gefühl am Strand, beim Hundespaziergang und an den anderen schönen Plätzen mit hineinlegen?« Noch einmal öffneten wir jede Schublade, legten in jede ein wunderbares Erleben mit hinein. Ich erzählte ihr davon, wie dieses Erleben alle Sorgen, die in der Schublade lagen, mit seinem Duft überströmte und dass fortan, sollte sie diese Schublade öffnen, die Schönheit dieses Erlebens die Atmosphäre dessen, was sie dort hinein gelegt habe, verändern würde. Sie wirkte sehr glücklich, als sie ging.

»Das hat mir mehr geholfen als viele Gespräche«, sagte sie, als ich sie später wiedertraf.

# 16. Den Eigennutz loslassen
## Kohlsalat

*Ehrlichkeit, Erziehung, Erwachsen werden, Familie, Freundschaft, Liebe, Opferbereitschaft, Werte*

*»Aus Höflichkeit habe ich damals als Student Tante Herthas Kohlsalat gegessen und behauptet, dass er mir schmeckt«, erklärte mir mein Vater auf einer Reise, als wir im Begriff waren, diese mir dahin unbekannte Tante zu besuchen. Aus seiner späteren Sicht war das ein Fehler gewesen, wenngleich dieser Fehler durchaus seine Gründe gehabt hatte: Tante Hertha ist äußerst kränkbar. Zumindest tut sie so, als sei sie sehr verletzt, wenn man an einer ihrer Verrichtungen Kritik zu äußern wagt – was man auch so beschreiben könnte, dass sie vollständige Unterwerfung von denen fordert, die an ihrem Tisch sitzen.*

*»Dieser Kohlsalat«, sagte mein Vater, »ist das Allerekelerregendste, was ich je in meinem Leben gegessen habe. Das Problem ist nur, dass sie seit jener Zeit jedes Mal, wenn ich zu Besuch komme, diesen Salat macht.*

*›Ich habe dir wieder deinen Kohlsalat gemacht, den du so gerne magst. Schmeckt er dir?‹*

*›Ja‹, sage ich dann. Wie soll ich ihr denn jetzt erklären, dass ich ihren Kohlsalat seit zwanzig Jahren von ganzer Seele hasse? Ich wünsche euch, dass sie ihren Kohlsalat dieses Mal nicht serviert.« Viel Hoffnung schien er nicht zu haben. Viel Hoffnung gab es da auch nicht.*

*»Ich habe wieder deinen Kohlsalat gemacht. Ich hoffe, er schmeckt deinen Kindern auch so gut wie dir!« So stellte sie die*

*Schälchen mit dem Salat vor uns. »Fangt schon einmal an, ich muss noch etwas anrichten«, sagte sie und ging wieder in die Küche. In der Tat, der Salat schmeckte mir genauso gut wie meinem Vater. Vielleicht hatte er einen Vorteil dadurch, dass er schon wusste, was auf ihn zukam. Jedenfalls war er als erster fertig. Ich wollte tapfer sein und zwang mir einen Löffel nach dem anderen in den Mund. Ich begann zu würgen, einmal, zweimal. Ich bekam den Reflex unter Kontrolle und schluckte den Bissen. Diesmal blieb er unten. Der nächste Löffel! Mein Vater hatte das gurgelnde Geräusch gehört. Wortlos zog er mein Schälchen zu sich heran, schob seine leere Schale auf meinem Platz und aß die zweite Schale leer.*

Manche Heldentaten sind unscheinbar. Das meiste, was Eltern gegen ihre eigene Neigung für ihre Kinder tun, erfährt niemals Dank. Es wird von den Kindern für selbstverständlich genommen und vergessen. Da hilft kein Muttertag! Das Risiko, das Kinder ihre Eltern später nur noch an das erinnern, was ihre Eltern versäumt und falsch gemacht haben, ist ziemlich hoch.

»Das Gute daran, wenn man Vater oder Mutter wird, ist, dass man aufhören muss, um sich selber zu kreisen«, sagte eine Kollegin zu mir. »Das geht dann nicht mehr.«

Das scheint mir zuzutreffen. Allerdings verlangt das von uns auch die Entwicklung der Fähigkeit, viel zu leisten, ohne Lohn oder Dank dafür zu erhalten. Es könnte wichtig sein, dass wir uns das Lob und den Dank für die geleistete Arbeit zuweilen selbst aussprechen und uns dafür feiern. »Eigenlob stinkt«, sagt der Volksmund. Vielleicht ist Eigenlob aber auch das Mindeste, was wir für uns tun können, wenn wir den Eigennutz schon loslassen müssen.

Fest steht: Die meisten Heldentaten erhalten kein Denkmal. Kein Marmorstandbild und keine Inschrift erinnert an sie.

»Als die Sturzkampfflieger kamen, warf sich meine Mutter mit ihrem Körper auf mich, damit die Maschinengewehrkugeln sie treffen sollten und nicht mich«, sagte ein Mann zu mir. »Es ist seltsam: Ich habe niemals Dankbarkeit dafür empfunden.« Jemand anderes erzählte mir:

»Wir waren ein Trupp Solaten auf der Flucht vor den Russen.

Es war Winter. Einmal fanden wir in den Hecken an der Bahnlinie ein Baby im Schnee. Es lebte noch. Es war ein Junge, wahrscheinlich ein jüdisches Kind, das jemand aus dem Zug geworfen hatte, um es vor dem Tod zu retten. Wir nannten ihn Freitag, weil wir ihn an einem Freitag fanden. Wir nahmen ihn abwechselnd unter unsere Soldatenmäntel und gaben ihm Schneewasser zu trinken, das wir im Mund tauten. Nach einigen Tagesmärschen kamen wir in eine Stadt, wo wir den Jungen in einem deutschen Lazarett abgaben. Wir haben niemandem gesagt, wo wir ihn gefunden hatten.«

Ich glaube, dass es für jeden Menschen wichtig ist, Werte auch dann zu pflegen, wenn es keinen Dank und keinen Lohn dafür gibt und sogar Risiken damit verbunden sind. Wenn wir uns und andere respektvoll und liebevoll behandeln, werden wir vermutlich eine Persönlichkeit, die diese Werte auch dann ausstrahlt, wenn wir gerade nichts Besonderes zu tun scheinen. Ich glaube, dass es jede Mühe wert ist, Vertrauenswürdigkeit auch dann zu kultivieren, wenn niemand da ist, der uns beobachtet.

»Lass dein Brot über das Wasser fahren, du wirst es finden nach langer Zeit«[10], sagt ein Sprichwort aus antiken Zeiten.

Wer anderen auch da hilft, wo er keinen Dank erwartet, wird eine Persönlichkeit entwickeln, die in anderen Menschen Liebe, Wertschätzung und Anerkennung weckt. Wem es gefällt, der mag sich vorstellen: Irgendwann wird von dem Verschenkten etwas zurückkommen, wenngleich womöglich an ganz unerwarteter Stelle. Viel wichtiger ist aus meiner Sicht etwas anderes: Wenn wir die Fähigkeit pflegen, sowohl uns selbst als auch andere über alle gesellschaftlichen Verpflichtungen hinaus großzügig zu behandeln, entwickeln wir uns in einer Weise, die uns auch ohne den Dank anderer – ganz von selbst, ganz im Stillen, ganz in uns selbst – entlohnt. Ich glaube, dass diese Vertrauenswürdigkeit, wenn viele sie pflegen, unserer Gesellschaft und der Welt ein liebevolles und liebenswertes Gesicht gibt.

# 17. Symptome loslassen

## Belastungen in den Urlaub schicken

---

*Ärger, Allergie, Angst, Autofahren, Entzug, Müdigkeit, Nervosität, Schlaf, Schmerz, Schüchternheit, Schwindel, Sorgen, Tinnitus, Wachheit*

---

*Manchmal schlage ich Klienten vor, mit ihren Körperteilen oder auch mit ihren Symptomen zu sprechen, zum Beispiel mit ihrer Angst, ihrem Schwindel, ihren Schmerzen oder ihrem Ohrgeklingel. Ich bitte die Klienten etwa,ihren Symptomen auszurichten, dass ich deren gute Absicht sehe, sie zu beschützen und ihnen zeigen möchte, wie sie das künftig noch besser tun können, nämlich zielgerichtet, energieeffizient und nebenwirkungsfrei. Das finden die Symptome meistens gut, nur manchmal muss ich ihnen eine Probezeit anbieten, oder auch die Erlaubnis geben, dass sie bei Nichtgefallen zum früheren Verhalten zurückkehren dürfen.*

*Manchmal schlage ich Klienten vor, ihre Symptome mit einer neuen Aufgabe zu betrauen. Sie könnten zum Beispiel ihren Ärger bitten, zukünftig die Abwehr von Krankheitserregern zu unterstützen und sich somit beim Immunsystem nützlich zu machen. Zuweilen schlage ich auch vor, ihre Symptome zum Dank für ihren unermüdlichen Einsatz in Urlaub zu schicken oder sie ehrenvoll in den Ruhestand zu versetzen – hin und wieder verbunden mit der Bitte, dass die Klienten in ganz besonderen Fällen noch einmal auf den Rat und die langjährige Lebenserfahrung der Symptome zurückgreifen dürfen. Ein Therapeut, den ich kenne, nutzt diese Art, mit dem Körper und seinen Symptomen umzugehen, ebenfalls, und ich glaube, sein Sohn hat sich das von ihm abgeguckt.*

*Der Kollege hat mir jedenfalls Folgendes berichtet:*

*»Mein fünfjähriger Sohn Vincent sollte gestern Abend, wie üblich, ins Bett gehen und wie jeden Abend wollte er noch nicht. Ich versuchte ihn also davon zu überzeugen, dass er doch müde sei, schließlich habe er sich schon die Augen gerieben. Vincent überlegte kurz, guckte erst auf die Seite, dann wieder zu mir, grinste von einem Ohr bis zum anderen und sagte:*

*›Meine Müdigkeit ist gerade in Urlaub gefahren, da kann sie sich von dem blöden Augenreiben erholen. Komm jetzt, wir spielen noch ein bisschen!‹ Tatsächlich war er für die nächste Dreiviertelstunde noch einmal so munter, dass an Schlafengehen nicht zu denken war.«*[11]

Wer Belastungen körperlicher oder seelischer Art einfach »wegschickt«, wird möglicherweise sehr schnell eine innere Stimme kennenlernen, die ihm erzählen will, das gehe nicht. Diese kleine, aber machtvolle Stimme hindert uns zunächst daran, den Unterschied, den das »Wegschicken« macht, überhaupt wahrzunehmen. Wenn wir ihn dennoch wahrnehmen, hindert sie uns daran zu begreifen, dass dieser Vorgang, wenn er einmal funktioniert, auch wieder funktionieren kann.
Diese skeptische Stimme könnte uns weiterhin daran hindern zu verstehen, dass sich das, was wir beliebig oft wiederholen können, wenn es sich bewährt, schnell automatisiert und verstärkt. »Wegschicken« kann eingeübt werden und zu einer dauerhaften Verminderung oder auch zum »Wegbleiben« von Symptomen führen.

Eine andere innere Stimme erzählt uns, sie habe »Erfahrung«. Dabei heißt »Erfahrung« nichts anderes, als dass die »Erinnerung« mit der »Erwartung« gleichgesetzt wird und wir unsere Vergangenheit als selbsterfüllende Prophezeiung in die Zukunft transportieren. Wir tun das beispielsweise, indem wir unsere sogenannte Erfahrung in einem ewigen Präsens formulieren: »Ich habe immer solche Angst«, sagen Menschen etwa, oder »Ich habe die ganze Zeit Schmerzen«.

Ein Problem an solchen Aussagen ist, dass sie die Ausnahmen

ausblenden und auch keine Zeiten unterschiedlicher Symptomstärken unterscheiden – so dass man etwa herausfinden könnte, was zu einer Verbesserung oder Verschlechterung der Symptomatik führt.

Ein zweites Problem ist, dass diese Formulierung im Präsens (vielleicht noch verstärkt durch Worte wie »immer« und »nie«) die Zukunft einzuschließen scheint. Wie kann aber etwas besser werden, wenn ich zwischen meiner Vergangenheit und meiner Zukunft nicht unterscheide? Tatsächlich können wir ja gar keine Aussage über die Zukunft machen und daher auch nicht sagen, ob das Symptom weiter bestehen wird. Man kann die Wirksamkeit einer Therapie verstärken, wenn man beim Reden über Probleme »bisher« und »ab jetzt« auseinanderhält.

Indem wir auf das ewige Präsens im Stil von »bei mir ist das so« verzichten, helfen wir dem Unbewussten, unsere Zukunftsvorstellung statt aus der Erinnerung an die Vergangenheit aus einer lohnenden Vision vom Leben zu konstruieren. Wenn wir beim Reden mit und über uns selbst zwischen der Analyse und der Prognose unserer Situation unterscheiden, können wir etwa sagen: »In der Vergangenheit hatte ich oft Angst. Jetzt habe ich etwas Neues ausprobiert. Mal sehen, was die Zukunft bringt!«

# 18. Ureigenes loslassen

## Die Amputation

*AIDS, Amputation, Autoimmunerkrankung, Chronische Erkrankung, Familie, Freunde, Multiple Sklerose, Trauer*

*Eine Therapeutin fragte mich in einem Seminar:*

*»Ich habe eine Frau mit Multipler Sklerose in Therapie, deren Zustand sich in den letzten Jahren immer wieder verschlechtert hat. Sie hat immer wieder auf die Chancen im Leben geschaut, hat immer gehofft, hat es sich so gut wie möglich gehen lassen, hat so aktiv wie es ging gelebt und die ständigen Rückschläge, so gut sie konnte immer ignoriert. Jetzt sagt sie, sie kann die vielen Rückschläge nicht mehr ignorieren, sie kann nicht mehr hoffen, dass nochmal etwas besser wird, und ich glaube, sie ist sehr resigniert. Was kann ich der Frau noch anbieten?«*

*Ich antwortete ihr:*

*»Vielleicht können Sie ihr folgendes erzählen. Ich hatte einen jungen Mann in Therapie, der einen aggressiven Tumor im Gesicht gehabt hatte. Sie hatten ihm den Tumor herausgeschnitten und Chemotherapie mit ihm gemacht, in der Hoffnung, dass das Geschwulst nicht wiederkäme. Neben der Psychotherapie versuchte ich, hypnotherapeutisch etwas zur Vermeidung einer Wiederkehr der Erkrankung beizutragen. Der Tumor kam aber wieder, und der junge Mann musste sich einer Operation unterziehen, bei dem ihm das linke Auge und ein großer Teil des darunterliegenden Backenknochens herausgeschnitten wurde. Die Operation verlief komplikationsfrei, und der Mann wurde schon bald aus dem Krankenhaus entlassen.*

*›Was wäre für Sie ein mögliches Ziel für unsere Arbeit heute?‹ frage ich, als wir uns wieder sahen.*
*Ich hatte die Idee, etwas zur psychischen Bewältigung der Amputation beizutragen.*

*›Nein, das brauche ich eigentlich nicht. Damit komme ich klar. Aber können Sie vielleicht etwas tun, damit mich meine Neurodermitis nicht mehr so juckt?‹ Ich begann eine Tranceinduktion für ein angenehmes Hauterleben:*

*›Entspannen Sie sich und schauen Sie nach innen. Vor Ihrem inneren Auge sehen Sie vielleicht ...‹ Mir schien, ich hatte meine Worte recht ungeschickt gewählt, und so unterbrach ich mich selbst:*

*›Entschuldigen Sie, das mit dem inneren Auge soll jetzt nicht unpassend klingen.‹*

*›Aber nein‹, sagte der junge Mann. ›Ich erzähle allen meinen Freunden, dass ich noch beide Augen habe. In meinem Gehirn sind sie schließlich beide noch da. Und das Gehirn entscheidet, wer ich bin und was ich wahrnehme. Wenn mein Gehirn noch die Areale für beide Augen hat, dann habe ich auch noch beide Augen. Machen Sie ruhig weiter.‹*

*Wenn Sie möchten, erzählen Sie der Frau mit Multipler Sklerose diese Geschichte. Geben Sie ihr zu bedenken: In ihrem Gehirn – vielleicht kann man auch sagen, in ihrem Geist, in ihrem Herzen oder in einer göttlichen Sphäre – ist ihr ganzer Körper angelegt und darum auch so vorhanden, wie sie ihn von früher her kennen. Dann fragen Sie sie, was ihr dazu einfällt.«*

Manchmal kann man am besten loslassen, indem man nicht loslässt.

»Bei uns im Heim sehe ich so viele Leute sterben, auch viele Leute, die ich gern gemocht habe; wenn ich um die alle trauern würde, käme ich mit dem Trauern nicht mehr nach. Ich stelle mir immer vor, die sind umgezogen.« So sagte zu mir eine Altenpflegerin. Eine Kollegin stellte einmal in Frage, ob das eine gesunde Haltung sei. Ich glaube, dass es manchem helfen kann, es so zu sehen. Mir scheint, dass alle Völker und Religionen, die einen Ahnenkult kennen, die Verstorbenen eigentlich gar nicht verabschieden, sondern mit ihnen als verwandelten Wegbegleitern weiter gehen. In diese Sphäre gehören aus meiner Sicht die Totenmessen, die Heiligenverehrung und gottesdienstliche Würdigung der Verstorbenen in den katholischen und orthodoxen Kirchen – und sicherlich auch viele traditionelle oder individuell entwickelte Bräuche beim »Besuch« verstorbener Angehöriger auf dem Friedhof.

Bei Trauerfällen bemerke ich, dass das Loslassen zuweien viel besser gelingt, wenn sich die Hinterbliebenen erlauben, den Verstorbenen unsichtbar überall mit sich zu nehmen. Vielleicht kann es passieren, dass der frühere Partner, wenn er weiterhin als anwesend erlebt wird, einer neuen Partnerschaft im Wege ist, also, wenn man gewissermaßen zu dritt miteinander im Bett liegt. Allerdings sagen viele Menschen, wenn man sie fragt, ob der verstorbene Partner ihnen einen neuen Partner wünschen würde sinngemäß:

»Ja, wenn ich nur glücklich bin, ist ihm das recht!« In diesem Fall, so stelle ich mir vor, dürfte es auch keine Probleme bereiten, wenn man dem verstorbenen Partner einen würdigen Platz im Herzen bewahrt und sich auf einen neuen Partner einlässt.

Einem Klienten, der die Neigung zu haben schien, seiner Schwester vorzeitig »nachzusterben«, schlug sein Therapeut vor, er solle in Gedanken zu ihr sagen: »Du bist tot. Ich lebe noch ein bisschen, und dann sterbe ich auch«[12].

In manchen Situationen kann ich mir dies als eine Hilfe zum Loslassen gut vorstellen. Beide Seiten, das Leben-wollen und das Sterben-wollen, werden wertgeschätzt; genau das könnte einen Menschen aus der inneren Zerrissenheit zwischen dem Wunsch zu leben und dem Wunsch zu sterben, herausführen. Der Impuls, auch sterben zu wollen, wird nicht bekämpft und dabei versehentlich verstärkt, sondern einfach akzeptiert. Vermutlich wird es danach leichter, das Sterben-wollen loszulassen – das Sterben wird sozusagen nur aufgeschoben[13].

Ebenso könnte ich mir vorstellen, zu einem entnommenen Organ oder einem amputierten Körperteil zu sagen: »Du gehst schon mal voraus, ich komme später nach.« Ich erinnere mich aber auch an einen russischen Patienten, der im Krankenhaus darauf wartete, dass ihm der Kehlkopf entnommen werden sollte. Auf seinem Nachttisch stand eine Karte, auf die ein Apfelbaum gemalt war. Daneben hatte sein Sohn die Worte geschrieben: »Der Baum wurde beschnitten. Jetzt trägt er viele gute Früchte. Lieber Vater, Ihre Stimme war uns wichtig. Aber Sie selbst sind uns sehr viel wichtiger!«[14]

# 19. Urteile loslassen

## Geschwistertherapie

*ADS/ADHS, Aggression, Erziehung, Familie, Frieden, Gerechtigkeit, Gewalt, Jähzorn, Krieg, Mobbing, Partner schaft, Politik*

*Eine Mutter wollte ihren Sohn zur Therapie bringen, weil er bei seine Schwester bei Streitigkeiten regelmäßig blutig kratzte. Auch gegenüber der Mutter sei er ungehorsam, fühle sich ständig im Unrecht, beschimpfe sie mit groben Worten und versuche sie zu schlagen. Der Junge ginge in den Kindergarten, seine Schwester in die erste Klasse. Im Kindergarten sei der Junge ebenfalls aggressiv und habe daher wenige Freunde, obwohl die Erzieherinnen und die Kinder sich lange bemüht hätten, ihn zu integrieren. Der Vater der Kinder sei meistens beruflich unterwegs, die Mutter fühle sich mit dem schwer zu kontrollierenden Jungen überfordert.*

*Ich bat die Mutter darum, zur ersten Stunde beide Kinder zur Therapie mitzubringen. Ich ließ die Kinder erklären, auf welche Arten und aus welchen Anlässen sie sich stritten. Ich fragte das Mädchen:*

*»Was meinst du? Wenn du es wirklich wolltest – auch wenn du sonst vielleicht gar nicht so bist – würdest du es irgendwie hinkriegen, deinen Bruder richtig auf die Palme zu kriegen?«*

*»Na klar!«*

*»Echt? Das kriegst du hin? Wie würdest du das denn schaffen?«*

*»Ach, zum Beispiel würde ich ihm so eine Grimasse machen … und dann würde ich so gucken … und dann würde ich ihm die Zunge rausstrecken.«*

*»Und das funktioniert?«*

*»Ja, das klappt gut!«*

*»Toll. Und was könntest du machen, angenommen du wolltest tatsächlich einmal, dass er dich blutig kratzt?«*

*»Das geht ganz leicht. Da kann ich solche Gesichter machen, oder ich kann ihm seine Malstifte verstecken.«*

*»Toll! Könntest du sonst noch irgendetwas machen, wenn du ihn wirklich einmal so weit bringen wolltest, dass er dich kratzt?«*

*»Ach, da gibt es ganz viele Möglichkeiten. Ich kann ihn zum Beispiel ›Arschgesicht‹ nennen oder ihm meinen Hintern zeigen, oder kann ihm sagen, dass er dumm ist.«*

*Ich fragte noch eine Weile weiter, während die Mutter mit großen Augen daneben saß und ihre Tochter aus dem Nähkästchen plaudern hörte. Schließlich gab ich den Versuch auf, mir alle Methoden nennen zu lassen; es kam kein Ende in Sicht.*

*»Müsste deine Mutter das mitkriegen, wenn du das machst, oder könntest du es auch so hinkriegen, dass sie gar nichts davon bemerkt?«*

*»Das mache ich ja im Kinderzimmer, da ist die nicht.«*

*»Und was passiert dann?« »Dann läuft mein Bruder in die Küche und heult, und meine Mutter fragt was passiert ist.«*

*»Und dann sieht sie deine zerkratzten Arme, und du sagst, du hast nichts gemacht.«*

*»Ja«, sagte das Mädchen etwas leiser.*

*»Ist das schön, wenn dein Bruder bestraft wird und du nicht?«*

*»Klar«, sagte sie und strahlte.*

*Ich bat die Mutter, im Fall von Streitigkeiten zwischen den Kindern zukünftig immer beide oder keinen zu bestrafen. Vielleicht sei das manchmal ungerecht gegenüber dem Mädchen, aber der Junge habe schon sehr viel mehr Strafen zu Unrecht bekommen. Im Schnitt sei so jedenfalls mehr Gerechtigkeit zu erreichen.*

Die Idee, Kontrahenten eines Konflikts in »Täter« und »Opfer« einzuteilen, sollten wir meines Erachtens loslassen. Das ist oftmals nicht einfach. Immer wieder müssen wir von neuem damit rechnen, dass sich Konfliktpartner ebenbürtig sind – auch wenn sie uns sehr unterschiedlich erscheinen und auch dann, wenn sie in Hinblick auf ihr Alter, Geschlecht und andere Merkmale objektiv unterschiedlich sind. »Ein Bock allein stößt nicht« sagt ein Sprichwort aus meiner Region. Und doch teilen wir unsere Welt immer wieder in »Täter« und »Opfer« ein. Möglicherweise sollte man als »Opfer« eines Konflikts letztlich nur jemanden betrachten, der als gänzlich Unbeteiligter in einen fremden Konflikt hineingezogen wird. Wie können wir unser Urteil über vermeintliche »Täter« und »Opfer« von Konflikten mehr und mehr loslassen?

Eine Rose ist eine Rose ist eine Rose. Eine Distel ist eine Distel ist eine Distel. Blüten und Stacheln. Wer entscheidet, was Kraut ist und was Unkraut? Nach welchen Kriterien?

Wenn ich einen Konflikt moderiere – für wen ergreife ich Partei? Für die Opfer? Was ist, wenn beide sich für Opfer halten?

Was ist, wenn der Reigen sich dreht? Die Opfer von einst sind die Täter von jetzt sind die Opfer von einst. Die Täter von einst sind die Opfer von jetzt sind die Täter von einst. Wie viele Täter sind Opfer von Tätern, die Opfer sind von Tätern, die Opfer sind …?

Wie viele Opfer bleiben Opfer oder werden Täter, weil es im Schatten des Leids ein Verlust an Bedeutung wäre, weder Opfer noch Täter, sondern Nichts zu sein?

Wie viele Opfer sühnen ohne satt zu werden?

Indem ich die Opfer unterstütze, beginne ich, sie zu Tätern zu machen. Wer sagt mir, dass sie auf halbem Wege Halt machen?

Indem ich die Täter bekämpfe, beginne ich, sie zu Opfern zu machen. Wer sagt mir, dass sie auf halbem Wege Halt machen?

»Des einen Nutzen ist des anderen Schaden, des einen Lob des anderen Tadel, des einen Hilfe ist des anderen Strafe.« Wer diese Gedankenwelt verlässt, durchbricht den Kreislauf der Schuld.

# 20. Wutanfälle loslassen

## Haushaltsgegenstände erziehen

*Aggression, Arbeit, Depression, Erziehung, Jähzorn*

*In die Therapie kam eine Frau, die sagte, sie bekomme so leicht Zornausbrüche, dass sie für ihre Familie praktisch unberechenbar sei. Sie war Erzieherin, und ich fand heraus, dass Sie ihren eigenen Sohn recht anspruchsvoll und konsequent erzog. Ich bat sie um Beispiele für ihr Problem.*

*»Es kommt vor«, sagte sie, »wenn ich den Mülleimerdeckel nicht beim ersten Mal auf den Eimer bekomme, dann schleudere ich ihn vor Wut in die Ecke. Oder ich stelle einen Besen an die Wand, und er fällt um. Das macht mich wütend. Oder wenn mit dem Staubsauger irgendetwas ist, dann raste ich aus.«*

*»Warum macht denn der Mülleimer das mit Ihnen, dass er Sie den Deckel nicht draufbekommen lässt?«, fragte ich.*

*»Will der, dass Sie dumm aussehen?«*

*»Ja, unfähig und zu blöde, um einen Deckel auf den Mülleimer zu bekommen.«*

*»Dann erreicht er ja bei Ihnen genau sein Ziel, wenn Sie den Deckel in die Ecke schleudern. Da kann ich der Mülleimer ja freuen, dann hat er's wirklich hingekriegt, Sie unfähig aussehen zu lassen. Es gab mal einen Perserkönig, der ließ das Meer auspeitschen, nachdem er ein paar Schiffe in einem Sturm verloren hatte. Er hat das Meer gezüchtigt, damit es so etwas nicht wieder tut. Das finde ich verünftig. Nicht wegen dem Meer, sondern weil der König damit aus seiner Hilflosigkeit in eine handelnde Haltung zurückgefunden hat. Ich denke, es wird Zeit, dass Sie Ihren Mülleimer erziehen.*

*Sie können ihm den Deckel zum Beispiel ganz langsam und genüsslich aufsetzen, so dass er sich lange mit seiner eigenen Wehrlosigkeit beschäftigen kann, und merkt, dass er es nicht hinkriegt, Sie am Deckel-draufsetzen zu hindern. Sie können ihn aber auch zur Strafe einmal eine Stunde ganz ohne Deckel sein lassen, bis es ihm peinlich wird, dass er riecht und er Sie regelrecht um den Deckel bittet. Genauso maßregeln Sie den Staubsauger. Es geht nicht an, dass er über Sie bestimmt. Lassen Sie ihn merken, dass es sich für ihn nicht lohnt, Sie von der Arbeit abzuhalten. Sie haben das Sagen. Den Besen können Sie in eine Ecke stellen, damit er sich besinnt, was er getan hat. Wenn Sie meinen, dass er sich genug Gedanken gemacht hat und sich wahrscheinlich besser verhalten wird, dann können Sie ihn in den Arm nehmen und sich mit ihm aussöhnen und ihm sagen, dass Sie es jetzt nochmal miteinander probieren.«*

Es war nicht meine Idee, dass die Frau eine menschliche Beziehung zu Haushaltsgegenständen aufbauen könnte. Die Frau hatte diese Beziehung schon aufgebaut, bevor sie in Therapie kam. Mein Vorschlag war lediglich gewesen, die Beziehung, die sie zu den Dingen entwickelt hatte, anzuerkennen und für eine Lösung zu nutzen. Wenn sie sich als passiv leidendes Opfer der Dinge erleben kann, so kann sie ihre Beziehung zu den Dingen auch aktiv gestalten. In der Therapie nennt man dieses Vorgehen »Utilisation«, das heißt Nützlich-machen des längst Vorhandenen. Das ist eine Art mentales Recycling: Der »Müll« unseres Lebens, den wir schon so lange loswerden wollten und den wir irgendwie nicht loslassen konnten, wird nun als »Wertstoff« betrachtet. Angenommen, man sähe das, was man bisher hasst, als Fähigkeit, als Chance oder Kompetenz und würde ihm Interesse und vielleicht sogar Wertschätzung entgegenbringen, Humor vielleicht – wie könnte man dann das Unnütze in den Dienst des Nützlichen stellen?

Angenommen, man würde dem Unnützen sagen: Wenn du schon da bist, dann kannst du dich ab jetzt jedenfalls nützlich machen ...

# 21. Die Logik loslassen

## Antworten, die keine sind

*Arbeit, Ärger, Aggression, Gewalt, Mobbing, Politik, Professionalität, Psychiatrie, Psychose, Schizophrenie, Verwirrung, Wahn*

*»Vorhin hat mich eine Frau angeschrien, weil ich in ihrer Hofeinfahrt gewendet habe«, erzählte mir eine Freundin vor einiger Zeit. »Was hast du geantwortet?« fragte ich. »Ich habe gesagt: ›Ich danke Ihnen, denn Sie haben mich traurig gemacht, und darüber bin ich sehr, sehr glücklich.‹ Dann bin ich gefahren.«*

*Einige Zeit später erzählte mir meine Nichte:*

*»Heute habe ich den größten Dummschwätzer der Klasse zum Schweigen gebracht«. Ich fragte nach:*

*»Wie hast du das gemacht?« Sie sagte:*

*»Ich hab ihm geantwortet: ›Kauf dir 'n Regenschirm.‹ Das hat bisher bei jedem geholfen.«*

*Ich erzählte beide Episoden einem Bekannten. Er antwortete mir: »Ich rufe in diesen Fällen immer: ›Vögelchen füttern gehen!‹«*

Der amerikanische Psychiater Milton Erickson hat sich damit befasst, wie man Erstarrungszustände und Gedächtnislücken durch ein nicht-anknüpfendes Verhalten erzeugen kann.

Einmal stieß er an einer Straßenecke mit einem anderen Mann zusammen. Er blickte ihn an, schaute auf seine Uhr und sagte steif: »Es ist exakt 14 Uhr 10, wobei es tatsächlich fast 16 Uhr war. Dann ging er wortlos weiter. Einen halben Straßenblock weiter drehte er sich noch einmal um: Der Mann stand immer noch am selben Platz und starrte ihm hinterher.[15]

In seiner praktischen Ausbildung als Arzt pflegte dieser Herr Erickson Vorgesetzten, die ihn kritisieren wollten, skurrile Antworten zu geben. An einem Sommertag fing ein Professor an:

»Erickson, ich mag nicht …« und er fiel ein:

»Ich mag den Schnee auch nicht.«

»Wovon sprechen Sie?«

»Vom Schnee.«

»Von welchem Schnee?«

»Diesem herrlichen Wunder, dass keine zwei Schneeflocken gleich sind.« Dem Professor fiel darauf keine Antwort mehr ein, allerdings hatte er auch vergessen, was er vorher gerade sagen wollte.

Jemand hat einmal eine Liste der Entgegnungen zusammengestellt, mit denen Bankräuber bei Überfällen mit vorgehaltener Pistole in die Flucht geschlagen worden waren. Dazu gehörten Äußerungen von Bankangestellten wie diese: »Nein, was für eine merkwürdige Idee!« »Ich habe jetzt Mittagspause. Bitte gehen Sie zum nächsten Schalter!« »Ich habe keinen Umschlag hier. Ich muss rasch einen holen« und »Ich bin noch in Ausbildung und darf daher keine Auszahlungen machen. Bitte gedulden Sie sich, bis der Schalterbeamte zurückkommt!«[16]

Solche nicht-anknüpfende Äußerungen können paradoxerweise sehr gut anknüpfen bei Menschen, die ohnehin nicht auf die Äußerungen ihrer Mitmenschen Bezug nehmen. Ein Psychiatriemitarbeiter berichtete dazu:

»Ich hatte einen ziemlich paranoiden Patienten im Zimmer. Er wollte nur über seine Ideen sprechen. Ich versuchte, seine Aufmerksamkeit zu gewinnen, schaffte es aber nicht. Dann suchte ich nach etwas Unerwartetem und sagte:

›Nein, ich mag auch nicht gerne Leber.‹ Der Patient machte eine Pause, schüttelte den Kopf und sagte:

›Gewöhnlich mag ich Hühnchen.‹ Und dann begann er, über seine wirklichen Probleme zu sprechen.«[17]

Wir sind es gewohnt, an die Handlungen und Gesprächsinhalte unserer Kommunikationspartner logisch anzuknüpfen. Aber nie im Leben sind wir verpflichtet, vernünftig zu reagieren. Um ein

Gesprächsthema zu beenden oder um anders als bisher miteinander in Kontakt zu kommen, kann es günstiger sein, etwas zu erwidern, was nicht im Geringsten an das vorher Gesagte anknüpft. Um das zu ilustrieren, möchte ich Ihnen zwei Geschichten erzählen. Es sind die Geschichten vom Pavian und von den Hämorrhoiden.

Eigentlich hieß er Herr Albert. Aber wenn seine Schüler von ihm redeten, dann nannten sie ihn nur »den Pavian«. Eines Morgens unterhielt er sich mit der Mutter eines Schülers.

»Guten Morgen, Herr Pavian«, sagte sie. Sie hatte es nicht anders gelernt.

»Ich heiße Albert«, erwiderte er ärgerlich.

»Ach so«, sagte die Frau. »Ich wollte dich nicht gleich duzen. Aber in Ordnung. Ich heiße Helga.«

Das führt mich zur zweiten Geschichte. Ein Pfälzer Landarzt besuchte den Dorfladen nahe seiner Praxis. Während der Ladenbesitzer ihn bediente, fiel dem Arzt auf, dass er sich unablässig am Hintern kratzte.

»Haben Sie Hämorrhoiden?«, fragte er. Der Gefragte schaute ihn überrascht an.

»Moment mal«, sagte er und ging ins Hinterzimmer. »Martha, da will einer wissen, ob wir Hämorrhoiden haben. Ich weiß nicht, was das ist. Was soll ich dem Mann sagen?«

Martha antwortete:

»Sag ihm, wir haben diese Woche keine da, und wir bekommen sie wahrscheinlich nächste Woche wieder rein.«

Das wiederum führt zu dem Grund, warum ich diese beiden Geschichten erzählt habe. Können Sie denn nun auf der Stelle sagen, worum es in diesem Kapitel überhaupt ging?

# 22. Gewohnheiten loslassen

## Das Räuspern

*Erwachsen werden, Erziehung, Gewohnheit, Lernen, Partnerschaft, Rauchen, Sucht, Tic, Trennung*

*Wahrscheinlich hätte es mich gar nicht gestört, dass ich einen Räuspertic hatte. Es kränkte mich aber, dass einige Leute mich »Hüstel« nannten und mich mit meinem Tic aufzogen. So beschloss ich, dagegen vorzugehen. Aber wie überwindet man eine Gewohnheit, derer man sich während der meisten Zeit überhaupt nicht bewusst ist? Ich wollte mich deshalb genau beobachten.*

*Es war, als hätte ich mich auf die Lauer gelegt, um den Wühlmäusen aufzuwarten, die bei Nacht unseren Garten zerpflügten: Wenn ich aufpasste, wann das Räuspern käme, dann war es weg, wenn ich jedoch nicht darauf Acht hatte – und so war es die meiste Zeit – dann war es wieder da. Was konnte ich tun?*

*Ich passte weiter auf. Anfangs bemerkte ich das Räuspern nur gelegentlich, und auch das erst einige Sekunden, nachdem ich das Geräusch bereits erzeugt hatte. Ich fühlte mich erfolglos in meinem Bemühen. Aber ich gab nicht auf. Bald bemerkte ich es etwas öfter und auch schon eine viertel oder halbe Sekunde nach dem Geräusch. Dann bemerkte ich es Sekundenbruchteile nach dem Geräusch oder auch schon während ich mich räusperte. Nur leider war es dann auch schon zu spät. Ich passte weiter auf. Nun bemerkte ich das Räuspern schon so früh, dass es ein wenig kürzer und auch leiser als bisher daher kam, und bald darauf konnte ich auf den Impuls im Hals reagieren, der das Räuspern einzuleiten pflegte. Kurze Zeit später bemerkte ich gar nichts mehr. Ich stelle mir vor, dass von da an in der Tiefe meines Inneren schon die Vorzeichen des Räusperns erkannt wurden. Der Vorgang wurde nun schon beendet, bevor ich seiner überhaupt gewahr werden konnte.*

Alte Verhaltensmuster loslassen, heißt neue an deren Stelle setzen. Wenn sich die neuen Muster bewähren, werden die alten unwillkürlich immer seltener gewählt. Das kann auch heißen, es dauert immer kürzer, bis sie »abgewählt« werden: Anfangs mag das im Nachhinein und ganz bewusst geschehen. Später kann dieses Abwählen des Alten und das Auswählen eines neuen Verhaltens immer schneller und unwillkürlicher geschehen, bis es schließlich völlig unbewusst und unwillkürlich erfolgt.

Oftmals werten wir wiederholte Rückfälle in ein früheres, nicht mehr erwünschtes Verhalten als Beleg dafür, dass das Loslassen nicht gelungen sei. Im Allgemeinen sind solche Rückfälle notwendige Begleiterscheinungen jeder Veränderung. Wenn wir die alten Muster oder Symptome immer seltener erzeugen oder immer früher bemerken, wenn sie nur noch an manchen statt an allen Tagen auftauchen, wenn sie sich kürzer oder schwächer ausgeprägt zeigen als zuvor oder wenn sie sich nur noch in besonderen Belastungssituationen zeigen – dann sind wir auf dem Weg der allmählichen Ablösung alter, unerwünschter Muster durch neue, die jetzt an ihre Stelle treten. Es wäre schade, wenn wir den Prozess beenden würden, indem wir sagten: Ich tue noch das Alte, also funktioniert das Neue nicht.

Man kann ungeliebte Gewohnheiten für sich alleine oder aber auch mit der Hilfe anderer loslassen. Einmal wurde ich gefragt, was man tun könne, um gute Vorsätze zum Jahreswechsel tatsächlich auch umzusetzen. Meine Antwort war:

»Informieren Sie alle Ihre Freunde von Ihrer Absicht, gerne öffentlich, etwa über Facebook! Schreiben Sie dazu, wann Sie an gleicher Stelle über den Erfolg oder Misserfolg Ihres Projekts berichten werden. Wenn Sie sich ganz sicher sein wollen, dass Sie den Vorsatz umsetzen, dann sorgen Sie dafür, dass Sie auf der Arbeit, von Ihrer Familie und allen Freunden durch den

Kakao gezogen werden, wenn Sie es nicht schaffen! Sie können das am Silvesterabend mit Freunden per Handschlag besiegeln. Vereinbaren Sie eine Vertragsstrafe: Wenn Sie Ihren Vorsatz nicht einhalten, spenden Sie zeitnah einen großen Geldbetrag an die Bundestagspartei, die Sie am wenigsten leiden können und schicken Ihren Silvester-Freunden eine Kopie des Einzahlungsbelegs. Sie können auch jedes Mal, wenn Sie den Vorsatz nicht einhalten, nachts das Treppenhaus putzen, Hauptsache, das Nicht-Einhalten des Vorsatzes ist unangenehmer als das Einhalten und Sie ziehen das mit der Vertragsstrafe, wenn nötig, ohne Abstriche durch.«[18]

Es gibt viele Weisen, wie wir uns gegenseitig dabei unterstützen können, Gewohnheiten, die uns bisher begleiteten, loszulassen. Einer Frau, die mich fragte, wie sie ihrer neunjährigen Tochter Kathrin helfen könnte, sich das Fingernagelkauen abzugewöhnen, schrieb ich: »Sie können jeweils anfangen, genüsslich selbst Nägel zu kauen, können beginnen, Ihre eigenen Nägel mit Feile und Lack zu bearbeiten oder bei jedem Nägelkauen ein unsinniges Gespräch über Schrauben und Nägel beginnen. Sie können ihr jedes Mal eine Geschichte erzählen über den ›alten Herrn von Nagel‹, der so tatterig war, dass ihm die verrücktesten Missgeschicke passiert sind. Ich weiß nicht, ob Ihre Tochter mitfabulieren oder stöhnen wird. Aber egal, was Ihre Tochter sagt, und egal, ob gerade Besuch da ist, sollten Sie nicht müde werden, jedes Mal irgendetwas über den Herrn von Nagel zu erzählen. Die Geschichten können alle gleich beginnen:

Einmal war der tatterige alte Herr von Nagel beim tauben Bischof daheim eingeladen. Da war er so aufgeregt, dass er nicht einmal mehr die Schnürsenkel zubekam:

‹Oh weh! Was soll ich denn da sagen?‹ … – ‹Einmal war der tatterige alte Herr von Nagel bei einem Fakir eingeladen, der ihm anbot: ›Probieren Sie doch einmal *mein* Nagelbett‹ … –

‹Einmal war der tatterige alte Herr von Nagel so tatterig, dass er auf dem Nachhauseweg die Hauseingänge verwechselte und im benachbarten Nagelstudio landete. Weil ihm sein Versehen peinlich war, tat er so, als hätte er genau dorthin gewollt und nahm auf einer der Sitzgelegenheiten Platz … ‹Wenn Ihnen keine Pointe einfällt, macht das nichts – Hauptsache, Sie bringen die Geschichte so oft auf, dass Ihre Tochter schließlich die Fingernägel nicht mehr am Mund haben kann, ohne bald an den tatterigen Herrn von Nagel zu denken. Danach wird sie aufhören.

Sie können ihr auch einige Male von Käpt'n Hooks ganz kleinem Bruder und seiner Fingernagelprothese erzählen. Sie können berichten, dass er immer husten musste, weil er sich an den Nägeln verschluckte und können das Husten immer wieder beim Erzählen illustrieren. Danach brauchen Sie nur noch – ohne Geschichte – jedes Mal zu husten, wenn sie an den Nägeln kaut. Irgendwann denkt Kathrin beim Kauen von selbst ans Husten und hört auf.

Wichtig ist, dass solche Geschichten so erzählt werden, dass sie nur harmlos nerven und nicht versehentlich Kränkung oder Verbitterung erzeugen. Hier ist jedes Kind anders, und Sie werden Ihre Tochter am besten kennen.

Eine andere Methode ist die Folgende: Sie können mit Ihrer Tochter um einen Euro wetten, dass sie es nicht schaffen wird, bis nächste Woche nur neun Fingernägel zu kauen und den zehnten wachsen zu lassen. Wenn Sie die Wette verlieren (und erst dann), wetten Sie mit ihr um einen Euro fünfzig, dass sie es nicht schafft, zwei Fingernägel wachsen zu lassen und alle Kauaktivitäten auf die restlichen acht zu konzentrieren …«[19]

# 23. Den Ex-Partner loslassen
## Methadon

*Alkoholismus, Dreiecksbeziehung, Entzug, Internet, Liebeskummer, Partnerschaft, Rauchen, Stalking, Sucht, Trennung*

*Vor einiger Zeit hatte ich einen Chat mit einem früheren Seminarteilnehmer. Es ergab sich der folgende Dialog:*

*»Hey Stefan, wenn du grad on bist, 'ne kurze Frage.«*

*»Ja?«*

*»Mein Bruder wurde gerade von seiner Freundin verlassen. Sie waren vier Jahre zusammen, aktuell machen beide ein Auslandssemester, sie in Kopenhagen und er in Liverpool. Hast du eine Idee, wie ich ihm am besten helfen kann, das zu verwinden?«*

*»Hat er Freunde da in Liverpool?«*

*»Ja, schon.«*

*»Wie lange bleibt er denn noch?«*

*»Bis März.«*

*»Wenn ihr euch gut versteht, ist es vielleicht eine Möglichkeit, dass du ihm anbietest, immer wenn er ernsthaft überlegt, seine Exfreundin anzurufen oder ihr eine SMS zu schicken oder einen Brief zu schreiben, soll er dich stattdessen anrufen, egal um welche Tageszeit.«*

*»Mhm.«*

*»Dann ersparst du ihm eventuell einige kommunikative Dummheiten die vergleichbar sind mit: Aufhören zu rauchen, aber ab und zu doch eine paffen oder trocken werden, aber ab und zu mal eine Flasche Bier trinken.«*

*»Ja, verstehe.«*

*»Je weniger Kontakt, je kürzer der Schmerz. Dazu braucht er aber jemanden, der als Methadon fungiert und ihn in kritischen Momenten auch ablenkt.«*

*»Ja, das ist super. Leuchtet mir unmittelbar ein. Normalerweise würde ich sagen ›Ruf an, wenn's dir schlecht geht‹ oder so, aber zu sagen ›ruf mich an, wenn du sie anrufen möchtest‹, ist viel besser.«*

*»Ich denke schon. Und entsprechend, statt ihr zu simsen, zu mailen oder zu schreiben dir simsen oder dich anrufen.«*

*»Ja, genau. Toll!«*

*»Wenn du Lust hast, berichte mir, wie's funktioniert hat.«*

*»Ja, gern …«*

Liebe funktioniert wie eine Droge – und wahrscheinlich ist sie im Stoffwechsel des Körpers auch dasselbe wie eine Droge. Es gibt eine Phase des High-Seins, eine Phase der Gewöhnung, und es kann Phasen geben, in denen die Nebenwirkungen gegenüber den erwünschten Wirkungen die Oberhand bekommen. Im Fall des Entzugs gibt es Entzugserscheinungen, die allmählich nachlassen, wenn die Droge konsequent entzogen wird. Wer mit dem Rauchen aufhören will und ab und zu wieder eine Zigarette raucht, begibt sich in Gefahr, die Phase des Entzugs umsonst durchgestanden zu haben. Es gibt wohl einige frühere Raucher und vielleicht auch ein paar trockene Alkoholiker, die die frühere Droge zu einem späteren Zeitpunkt kontrolliert konsumieren können. Einige Menschen können dies vielleicht auch im Rahmen eines besonderen Trainings lernen. Im Allgemeinen ist dieser Weg aber doch eher riskant und überdies womöglich anstrengender als eine völlige Abstinenz.

Bei der Trennung einer langjährigen oder in anderer Hinsicht intensiven Partnerschaft mag es mir als eine Linderung des Entzugs erscheinen, für mich selbst noch ein wenig Kontakt zu halten oder dem verlassenen Partner noch ein wenig Hoffnung auf die Wiederaufnahme der Beziehung zu erhalten. Im Allgemeinen werde ich so den gesamten Umfang der Schmerzen vergrößern, da ich das Leiden für mich und den früheren Partner in die Länge ziehe. In der Paartherapie bemüht man sich darum, den Zickzackweg eines sich trennenden Paares so kurz wie möglich zu halten.

Wer Freunden in einer solchen Situation helfen will, für den wird die Frage wichtig sein: Was kann ich dazu beitragen, dass die Begegnungen der früheren Partner möglichst kurz, selten, wenig intensiv und möglichst zu vorhersehbaren Zeiten stattfinden? Wer einem Freunden in dieser Hinsicht helfen möchte, könnte ihm Fragen wie diese stellen: Welche Vereinbarungen sind zwischen euch nötig? Welche Regelungen brauchst du in Bezug auf den Kontakt per Telefon, E-Mail und Facebook und so weiter? Welche technischen Möglichkeiten hast du, um dich zu schützen, wenn sich der andere nicht an die Regeln hält? Wie ist das Telefon einzustellen und welche Reaktionen sind einzuüben, so dass keiner »aus Versehen« mit dem anderen spricht?

# 24. Einsamkeit loslassen

## Ein Strauß Rosen

*Älter werden, Depression, Einsamkeit, Familie, Freunde, Liebe, Migration, Schmerz, Schüchternheit, Sinn, Sterben, Suizidalität, Trauer*

*In der Klinik erzählte mir eine ältere Frau, dass sie immerzu Schmerzen habe, dass sie mutterseelenallein sei und dass sie sterben wolle. Ihr Mann und ihr späterer Lebensgefährte seien verstorben. Sie habe keine Geschwister, keine Kinder und auch sonst niemanden, der sich für sie interessiere. Sie lebe in einem Altenheim und könne das Bett nicht verlassen. Sie sehe in ihrem Leben keinen Sinn mehr. Sie fragte mich, ob ich etwa noch einen Sinn darin sähe.*

*»Ihr Leben hat auf diese Art wirklich keinen Sinn mehr«, sagte ich. »Sie können ihm aber möglicherweise einen geben. Da draußen sind noch mehr Menschen, die so einsam und unglücklich sind wie Sie. Diese anderen Menschen haben das ebenso wenig verdient. Sie können sich Papier, Schere, Klebstoff, Blumenprospekte und Stifte geben lassen und können Geburtstagskarten basteln und verschicken für diese Leute, denen es genauso geht wie Ihnen.«*

*»Wozu?« war die Antwort. »Das bringt doch nichts. Mir hat noch nie jemand Blumen geschenkt.«*

*»Sie mögen Blumen gerne, ja?« fragte ich, und wir unterhielten uns über Blumen. Wenigstens jetzt leuchteten ihre Augen.*

*Nach einer Weile verabschiedete ich mich. Ich ging zum Blumenladen und kam wieder mit einem Strauß von orangeroten Rosen in verschiedenen Farbtönen.*

*»Das Kraut hier mit den roten Früchten ist Johanniskraut«, erklärte ich. »Das ist ja eigentlich ein Antidepressivum. Die Verkäuferin hat gemeint, vielleicht wirkt es auch, wenn man es anschaut. Wer kann das wissen?«*

*»Haben Sie mir diese Blumen gekauft?«, fragte die Frau. Ihre Augen leuchteten immer mehr.*

*»Sie haben jetzt einen Auftrag«, sage ich. »Zählen Sie die Rosen in diesem Strauß. Wenn Sie zurückkommen in Ihr Altenheim, dann schenken Sie so vielen Menschen eine Rose, wie Rosen in diesem Strauß sind.« Die Frau wandte ein, sie wisse nicht, wer die Blumen für sie besorgen sollte.*

*»Sie werden einen Weg finden«, sagte ich.*

*»Sie können aber auch Folgendes tun: Wenn Sie sich an den Rosen satt gesehen haben – aber erst, wenn Sie sie lange genug gesehen haben – dann lösen Sie diesen Strauß auf und geben Sie jeder Krankenschwester, der Sie begegnen, eine Rose.«*

*»Das tue ich!« sagte die Frau und strahlte.*

Die erzählte Begebenheit hat noch eine Vorgeschichte. Etwa ein halbes Jahr vor dieser Begegnung machte ich eine Reise rheinaufwärts durch die Schweiz. Ich war allein und war noch nie in der Gegend gewesen. Ich kannte hier keinen Menschen. An einem späten Abend – es war dunkel, regnerisch und sehr neblig – fuhr ich, von Norden her kommend, über den Berninapass. Ich hatte Hunger und hoffte, das Gasthaus auf der Passhöhe würde geöffnet sein. Doch dem war nicht so. Nun fuhr ich in unzähligen Kehrwenden auf der anderen Seite die Passstraße hinunter auf der Suche nach einem gastlichen Plätzchen. Tatsächlich fand ich noch vor der ersten Ortschaft ein Gasthaus am Straßenrand. Ich trat ein. Das Personal sprach nur italienisch und wir hatten Mühe, uns zu verständigen. Eine Frau um die Fünfzig bot sich als Übersetzerin an. Sie fragte mich, wer ich sei und woher ich komme, und was mich bei Nacht und Nebel hierher führte.

»Sie müssen mit mir einen Sekt trinken, Sie müssen diesen Wein hier probieren, die Rechnung bezahle ich.« Ich verwies auf den Nebel und die ungesicherte Straße.

»Sie sind über den Pass gekommen? Das ist zu gefährlich. Es gibt doch einen Tunnel. Ich erkläre Ihnen, wie Sie fahren. Und jetzt trinken Sie mit mir.« Nach einer Weile des Gesprächs fragte sie: »Möchten Sie nicht etwas essen?« Und sie bestellte mir ein dreigängiges Menü.

»Möchten Sie noch einen Wein dazu?«

»Vielleicht lieber ein Wasser.«

»Una aqua, per favore.« Die Wirtsleute diskutierten mit ihr, sie schienen sich in irgendeiner Sache uneinig zu sein. Die Frau bestand darauf, auch das Essen und das Wasser für mich zu bezahlen, und zwar noch, bevor es serviert wurde.

»Schauen Sie«, sagte sie schließlich zu mir, »Ich will nichts von Ihnen. Sie sind ein sympathischer Mensch. Ich mag Sie. Sie kennen meinen Namen nicht und wissen nicht, wo ich wohne. Ich habe Ihnen keine Karte von mir gegeben. Sie wissen nicht, wer ich bin. Ich werde jetzt gehen. Alles was ich von Ihnen möchte ist, dass Sie im nächsten Jahr einem Menschen das tun, was ich jetzt getan habe.« Mit diesen Worten verabschiedete sie sich und verließ das Lokal.

»Ist Architektin von Meraner See, sehr reich«, sagten die Wirtsleute mit abschätziger Miene. »Ihr irrt euch!« dachte ich bei mir. »Das Geld ist euer Thema und nicht ihres. Diese Frau hat andere Gründe.«

Einen Strauß Rosen zu schenken, kann viel bedeuten, und gleichzeitig erscheint es mir noch zu wenig, um dem Auftrag der Frau aus dem Tessin gerecht zu werden. Ich denke nicht, dass ich mit dieser Frau, mit Gott, dem Leben oder dem Schicksal schon quitt wäre. Ich möchte dem Leben noch einen Gefallen tun. Es fehlt noch etwas – aber ein Anfang ist gemacht.

# 25. Suizidalität loslassen

## Handymasten

---

*Älter werden, Depression, Einsamkeit, Sinn, Sterben, Suizidalität, Trauer, Werte*

---

*Als ich in der Ausbildung zum Familientherapeuten war, fragte ich eine Ärztin und Therapeutin, ob ich bei ihr hospitieren könne, um einen Eindruck von ihrer Arbeit zu gewinnen. Bei unserem ersten Treffen wollten wir uns eigentlich nur über ihre Arbeit unterhalten. Während des Gesprächs erhielt sie einen Anruf von einer Frau, die darum bat, für ihre allein lebende Großtante tätig zu werden. Die 79-jährige Dame sei einsam, depressiv und offenbar akut suizidal. Die Anruferin sagte, es sei nicht möglich, ihre Großtante dazu zu bewegen, einen Therapeuten zu besuchen, wenn aber eine Therapeutin zu ihr kommen könne, würde sie das wohl akzeptieren. Wir machten uns gemeinsam auf den Weg. Die ältere Dame kam ohne Umschweife auf ihr Thema zu sprechen: Sie lebe seit Jahren allein, ihr Leben habe keinen Sinn und sie wollte gerne sterben. Sie wisse nur nicht, wie sie es anstellen könne, sich das Leben zu nehmen. Gerne würde sie größere Mengen eines Schlafmittels oder anderen geeigneten Medikamentes zu sich nehmen – aber wie könnte sie an ein solches Mittel kommen? Die Frau fragte uns, ob wir ihr dabei nicht behilflich sein könnten. Sie wolle wirklich gerne sterben und wünsche sich, dass wir ihr dabei helfen, wenn wir können. Gerne würde sie uns auch für unsere Dienste bezahlen.*

*»Ich kann Sie gut verstehen«, sagte meine Kollegin.*

*»Ich sehe, Sie sind wirklich einsam und unglücklich, und es geht Ihnen wirklich sehr, sehr schlecht. Ich möchte Ihnen auch wirklich gerne helfen, und ich bin mir sicher, meinem Kollegen hier geht*

*es genauso. Sehen Sie«, sagte sie, »das Problem ist: Ich bin Ärztin und habe den hippokratischen Eid geschworen, dass ich meine ärztlichen Kenntnisse nur dafür einsetze, um Leben zu erhalten und niemals dazu Leben zu zerstören. Aufgrund meines ärztlichen Berufsethos kann ich Ihnen in diesem Punkt unmöglich behilflich sein. Und mein Kollege hier ist Pfarrer und, wie Sie sich denken können, kann er Sie aufgrund der Regeln, die in der Kirche gelten, auch nicht beim Sterben unterstützen. An diesem Punkt können wir Ihnen nicht nützlich sein. Was wir Ihnen anbieten können ist, dass wir Sie unterstützen, solange Sie es nicht geschafft haben, dieses Leben zu verlassen. Wir können versuchen, etwas dazu beizutragen, dass die Zeit, bis Sie es geschafft haben, für Sie so erträglich wie eben möglich ist. Wäre das für Sie ein akzeptabler Vorschlag?«*

*Die Frau drückte ihr Bedauern darüber aus, dass wir ihr nicht beim Sterben behilflich sein könnten und äußerte, dass das von einer Ärztin und einem Pfarrer wohl wirklich nicht zu erwarten sei. Sie erklärte sich interessiert an weiteren Besuchen. Insbesondere fragte sie, ob der »junge Mann« (womit sie den Pfarrer meinte) sie demnächst wieder besuchen könnte. Ich bejahte das, und wir vereinbarten einen nächsten Termin.*

*Beim nächsten Besuch wurde ich von der Dame mit Tee und Gebäck begrüßt. Ihre Stimmung wirkte heller. Ganz offensichtlich hatte sie sich auf die Begegnung schon gefreut. Sie stellte Fragen zu meiner beruflichen Arbeit und meinem Familienstand und wollte meine Meinung zu Fragen wissen, die in der Zeitung und im Fernsehen behandelt wurden.*

*Bald darauf wollte ich eine Urlaubsreise machen. »Könntest du die Dame zwischendurch besuchen?« fragte ich meine Kollegin. Sie versprach es. Als ich vom Urlaub zurückkehrte, berichtete sie:*

*»Weißt du was? Ich habe die Frau besucht und sie hat sich die ganze Zeit über den Elektrosmog von Handymasten aufgeregt. Die sind ja so ungesund! Sie hat so einen Handymast in ihrer Nachbarschaft montiert bekommen und ist einer Bürgerinitiative beigetreten, um gegen diesen fürchterlichen Mast zu kämpfen. Ich glaube, du brauchst dir keine Sorgen mehr um sie zu machen.«*

Wir sind Herdentiere. Ich glaube, es liegt jedem von uns im Blut, dass wir für andere da sein wollen und andere brauchen, die auch für uns da sein wollen. Es liegt in unserer Natur etwas tun zu wollen, was über unsere Zeit und unseren begrenzten Wohn- und Wirkungsbereich hinausweist. Wir wollen für eine Herde da sein, für die anderen, für die Jungen, für etwas, was über unseren individuellen Bereich hinausreicht. Wenn wir eingebunden sind in eine biologisch, freundschaftlich, gedanklich oder religiös gewachsene Familie, erleben wir einen Sinn, in dem das Erleben von Glück möglich ist. Ohne Gleichgesinnte erleben wir keinen Sinn und ohne Sinnerleben kein Glück. Wer einen Menschen zurückführen möchte in ein Leben, das für ihn Sinn hat, wird mitbedenken, wie er ihn einbindet in ein Netz von Menschen, die ihre Zukunft gemeinsam in die Hand nehmen.

# 26. Ungeduld loslassen

## Aufblühen und Früchte bringen

*Adoption, Arbeitslosigkeit, Burnout, Einsamkeit, Entwicklung, Erwachsen werden, Gesundheit, Gewalt, Kinderwunsch, Partnersuche, Patchworkfamilie, Trauma, Verwahrlosung*

*Vor einigen Jahren bin ich umgezogen. Die Vorbesitzer der Wohnung hatten in einer dunklen Ecke des Treppenhauses eine dunkelgrüne Pflanze mit langen, säbelförmigen Blättern stehen gelassen. Sie wuchs nicht, sie veränderte sich nicht, sie war einfach nur da. Ich fand sie langweilig, aber irgendwie tat sie mir auch leid in dem dunklen Treppenhaus. So stellte ich sie in den hellen Wintergarten im Wohnbereich, goss sie regelmäßig und düngte sie ab und zu. Jahre lang geschah nichts. Die langweilige Pflanze wuchs nicht und veränderte sich nicht. Nach zweieinhalb Jahren kam aus den Säbelblättern ein langer Spross, an dessen Ende sich sechs atemberaubend schöne trompetenförmige orangengelbe Blüten entfalteten, die uns viele Wochen lang erfreuten.*

Ähnliches wie mit dieser Clivie habe ich immer wieder erlebt: In einem fensterlosen, dunklen Raum eines öffentlichen Gebäudes fand ich ein halb vertrocknetes Bäumchen. In ein helles Zimmer gebracht und mit Wasser und Dünger versorgt, entwickelte es einige Zweige und Blätter und tat sonst nicht viel. Nachdem es zwei Jahre an derselben Stelle gestanden hatte, entfaltete es sieben duftende weiße Blüten, aus denen sich später Kumquats entwickelten.

Blütenpflanzen, die beim Umtopfen verletzt worden sind oder die an einen anderen Platz gebracht werden, entwickeln nicht gleich Blüten und Früchte, sobald sie an einem guten, sicheren Platz angekommen sind. Es ist, als ob sie sagen:

»Wer weiß, ob es so bleibt? Ob ich hier bleiben darf? Ob ich nicht wieder verletzt werde?« Auch erscheint es mir so, als ob sie ausdrücken:

»Jetzt werde ich mich erst einmal erholen. Dafür nehme ich mir Zeit. Und wenn aller Stress von mir gewichen ist, wirklich aller Stress, und wenn ich genügend Zeit gefunden habe, Kraft zu sammeln, und wenn ich mich wirklich sicher genug fühle – dann werde ich blühen und mich vermehren.«

Eine Pflanze, die keine Blüten ausbildet, mag mehr Licht, Wasser oder Nährstoffe benötigen, oder sie hat eine Standortveränderung erlebt oder eine Verletzung erlitten,von der sie sich zunächst erholen muss.Wenn aus menschlicher Sicht dieses Problem gelöst ist, kann es sein, dass die Pflanze noch eine lange Zeit der Erholung benötigt, bis wir erkennen können, dass sie sich weiter entwickelt.

Auch für uns gilt die Unterscheidung: Wenn die Symptome einer Erkrankung oder anderen Belastung verchwinden, bedeutet das noch nicht, dass wir bereits unsere volle Handlungs- und Entwicklungsfähigkeit erlangt hätten. Beruflicher Stress oder andere Belastungen einer Partnerschaft können dazu beitragen, dass der Kinderwunsch eines Paares lange Zeit unerfüllt bleibt. Möglicherweise löst sich diese Schwierigkeit aber noch nicht dann auf, wenn die äußeren Bedingungen verbessert sind, sondern dann, wenn sich die Partner erholt und sicher fühlen. So mag auch die Schaffenskraft eine erschöpften Menschen manchmal erst Monate oder Jahre, nachdem die Situation nachhaltig verändert wurde, wieder zurückkehren.

# 27. Sicherheit loslassen

## Der Boden unter den Füßen

*Alleinerziehende, Arbeitslosigkeit, Burnout, Erwachsen werden, Selbständigkeit, Trauer, Trennung*

*Vor vielen Jahren musste mein Großvater einmal ein Pferd von einer Stadt in die nächste transportieren. Er nahm einen Pferdehänger – ein altes Modell, noch aus der Vorkriegszeit. Der Anhänger sah ein bisschen wackelig aus, aber er würde seinen Dienst tun und das Pferd mit nach Hause bringen. Der Großvater und das Pferd traten die Reise an. Er hatte keine Eile und nahm sich Zeit für die schöne ländliche Strecke. Am Ziel angekommen öffnete er die Tür seines Pferdehängers. Er erlebte eine Überraschung: Der Boden des Wagens fehlte, er war herausgebrochen. Das Pferd aber stand zwar nassgeschwitzt, aber ansonsten unversehrt da. Offensichtlich hatte es, als der Boden herausbrach, reflexartig begonnen, seine eigenen Hufe zu gebrauchen und war dann bis zum heimatlichen Hof mitgaloppiert.*

Ablösungsprozesse können sehr plötzlich beginnen und dennoch gelingen. Was tun, wenn uns der Boden unter den Füßen wegbricht? Zunächst werden wir wohl reflexartig irgendwelche Dinge tun, die unsere Existenz zu sichern scheinen oder uns zumindest helfen, Zeit zu gewinnen. Alles, was sich bewährt, werden wir fortsetzen. Wir richten uns in der Übergangssituation ein und entwickeln eine provisorische Routine, schaffen eine Art holperigen Alltag in der Ausnahmesituation. Irgendwann werden wir die Situation verändern oder die Situation verändert sich selbst und entlässt uns in eine neue Lebenslage. Selbständig gehen zu lernen auf einem Weg, auf dem man vorher getragen wurde – das erinnert mich an die Gedanken, die Immanuel Kant vor langer Zeit geäußert hat:

»Aufklärung ist der Ausgang des Menschen aus seiner selbst verschuldeten Unmündigkeit. Unmündigkeit ist das Unvermögen, sich seines Verstandes ohne Leitung eines anderen zu bedienen. Selbstverschuldet ist diese Unmündigkeit, wenn die Ursache derselben nicht am Mangel des Verstandes, sondern der Entschließung und des Muthes liegt, sich seiner ohne Leitung eines andern zu bedienen. sapere aude! habe Muth dich deines eigenen Verstandes zu bedienen! ist also der Wahlspruch der Aufklärung. Faulheit und Feigheit sind die Ursachen, warum ein so großer Theil der Menschen, nachdem sie die Natur längst von fremder Leitung frei gesprochen (...), dennoch gerne zeitlebens unmündig bleiben; und warum es Anderen so leicht wird, sich zu deren Vormündern aufzuwerfen. Es ist so bequem, unmündig zu sein. Habe ich ein Buch, das für mich Verstand hat, einen Seelsorger, der für mich Gewissen hat, einen Arzt, der für mich die Diät beurtheilt, etc., so brauche ich mich mich ja nicht selbst zu bemühen. Ich habe nicht nöthig zu denken, wenn ich nur bezahlen kann; andere werden das verdrießliche Geschäft schon für mich übernehmen. Daß der bei weitem größte Theil der Menchen (darunter das ganze schöne Geschlecht) den Schritt zur Mündigkeit, außer dem dass er beschwerlich ist, auch für sehr gefährlich halte: dafür sorgen schon jene Vormünder, die die Oberaufsicht über sie gütigst auf sich genommen haben. Nachdem sie ihr Hausvieh zuerst dumm gemacht haben und sorgfältig verhüteten, daß diese ruhigen Geschöpfe ja keinen Schritt außer dem Gängelwagen, darin sie sie einsperrten, wagen durften, so zeigen sie ihnen nachher die Gefahr, die ihnen droht, wenn sie es versuchen allein zu gehen. Nun ist diese Gefahr zwar eben so groß nicht, denn sie würden durch einigemal Fallen wohl endlich gehen lernen; allein ein Beispiel von der Art macht doch schüchtern und schreckt gemeiniglich von allen ferneren Versuchen ab.«[20]

In der Medizin und Psychotherapie wünschen sich – so habe ich den Eindruck – viele Patienten und Klienten weiterhin, dass der Fachmann oder die Fachfrau für sie wissen möge, was richtig ist. Manchmal sage ich zu meinen Klienten:

»Sie sind die Königin! Sie sind der König! Die Ärzte und Berater und auch Ihr Psychotherapeut – wir sind nur Ihre Minister!« Gelegentlich füge ich hinzu:

»Wir haben spezielle Erfahrungen, die Ihre Erfahrung wertvoll ergänzt. Aber wir machen nur Vorschläge, und Sie entscheiden, was Sie annehmen und was Sie verwerfen. Sie können mich jederzeit entlassen.« Ich habe den Eindruck, manche Klienten verwundert das, und viele wollen das auch gar nicht. Sie wollen, dass ich für sie entscheide,was gut ist.

Wenn unsere Helfer hilflos werden und der Boden aus dem »Gängelwagen« ihrer Fürsorge bricht, dann kann es passieren, dass wir – womöglich auch »durch einigemal Fallen« – alleine zu gehen lernen. Die Fürsorge mag überaus gut gemeint sein, sie mag für unabdingbar notwendig gehalten werden, aber sie hilft uns nicht, die Reise in ein selbst gestaltetes und selbst verantwortetes Leben anzutreten.

»Mein Doktor hat mir verboten …«, so hörte ich früher manchmal Leute sagen, und dann fragte ich mich: Wie ist das möglich, dass jemand einer erwachsenen Person etwas verbietet, was völlig in ihrem eigenen Ermessen liegt? In der Psychiatrie sehe ich, dass Patienten Dinge geboten und verboten werden. Das betrifft bei weitem nicht nur die Patienten, die dort durch einen richterlichen Beschluss zu ihrer Sicherheit oder der ihrer Mitmenschen zwangsweise festgehalten werden, sondern auch die, die freiwillig gekommen sind. Wenn ich nach einer Begründung für diese Befehlsstruktur frage, verweist das Pflegepersonal meist auf die Anordnung der Ärzte und die Ärzte auf eine medizinische Notwendigkeit, die mit Professionalität und Standards und fachlich richtiger Behandlung begründet wird. An diesem Punkt gebe ich meistens auf, das standardgemäße Vorgehen in Frage zu stellen. Wer bin ich, um zu entscheiden, was medizinisch notwendig und angemessen ist? Ich habe schließlich nicht Medizin studiert.

Doch eigentlich macht mich schon das Wort »Behandlung« stutzig. Ich denke mir, dass eine nachhaltige Lösung im Allgemeinen aus dem Gespräch mit dem Patienten heraus entstehen müsste und dauerhaft gute Ergebnisse nicht durch eine »Behandlung« erreicht werden. Schön wäre es, ausführlich miteinander zu besprechen, was sich im Leben des Patienten bereits bewährt hat. Schön wäre es, die individuellen Fähigkeiten, Lebenserfahrungen und Werthaltungen des Patienten als Lösungsansätze zu nutzen und selbst seine Symptome als mitgebrachte Kompetenzen in den Dienst der Therapie zu stellen.

»Dafür bleibt uns leider oft zu wenig Zeit«, höre ich von Seiten der Behandelnden. Bestimmt ist dieses Bedauern ernst gemeint. Und dennoch meine ich: Sich als unmündiger Patient zu verhalten und von den Behandelnden als solcher bevormundet zu werden, sind zwei Vorgänge, die sich kreisförmig gegenseitig verstärken. Wer weiß, ob manche Patienten sich nicht gerade deswegen über viele Jahre hinweg immer wieder in die Psychiatrie begeben, weil sie dort so behandelt werden, wie sie sich verhalten? Wer hat nun angefangen, Unmündigkeit herzustellen, der Patient, der diese Kultur schon pflegte, bevor er in die Psychiatrie kam, oder die Psychiatrie, die schon vor dem Erscheinen des Patienten so gearbeitet hat? Patient und Institution profitieren voneinander. Die Stabilität dieser Beziehung scheint die Notwendigkeit der Zusammenarbeit zu bestätigen. So gibt es weder für den Behandler noch für den Behandelten einen Grund, etwas an dieser »Folie à deux«, dem zu zweit kultivierten Wahn, zu ändern.

Vorgänge wie diese gibt es naturgemäß nicht nur in Psychiatrien. Kreisläufe dieser Art finden sich in manchen Bereichen der Altenpflege, in der Behindertenarbeit, in der ärztlichen Praxis oder auch in der Kinder- und Jugendarbeit. Kreisläufe der Unmündigkeit gibt es im Arbeitsfeld staatlicher Ämter, im Justizvollzug, im Betreuungswesen, überall, wo Menschen ihre »Fälle« abarbeiten oder im Namen des Volkes eine »Fürsorgepflicht« zugesprochen bekommen – das heißt natürlich auch im familiären Bereich. Die Frage, wie viel Bevormundung bei einem Menschen zu bestimmten Zeiten notwendig sein mag, lässt sich nicht allgemein beantworten. Stattdessen könnte ein tägliches respektvolles Experimentieren damit, wie wenig Bevormundung bei achtsamer Kommunikation genügt, zu einer individuellen Antwort führen.

Die Zahl derer scheint mehr zu werden, die nicht behandelt werden möchte, sondern beraten, und die dann selbst entscheiden, was sie wählen und was sie verwerfen. Oder sollte ich mich da täuschen? Sicher bin ich mir dessen nicht. Ich weiß nur, wie sehr ich es mir wünsche.

# 28. Schuld loslassen
## Dringend

*Glauben, Schuld, Sinn, Suizidalität, Sterben, Trauer, Vergebung*

*Vor einiger Zeit rief mich ein Mann an und sprach mir auf Band, ich möge ihn bitte zurückrufen. Es sei dringend. Es sei wichtig. Ich solle ihn anrufen, ganz dringend. Er wolle ein Problem mit mir besprechen, es sei sehr wichtig.*
*Ich versuchte ihn zurückzurufen, erreichte ihn aber nicht.*

*»Die Leute, die sich so ankündigen, sind meistens die, die dann beim ersten Termin einfach nicht zur Therapie erscheinen«, sagte ich zu meiner Freundin.*

*»Bei ihnen ist alles dringend, und gerade deswegen ist nichts wichtig, weil – es kann immer etwas anderes Dringendes dazwischenkommen.« Ich habe dann vergessen, es wieder zu probieren, ihn anzurufen.*
*Zehn Tage später: Mein Anrufbeantworter war voll. Also wollte ich die nicht mehr benötigten Mitteilungen löschen. Dabei fand ich den Spruch auf Band wieder und rief noch einmal an. Die Freundin des Mannes war am Telefon.*

*»Er ist tot«, sagte sie. »Vor zwei Tagen hat er sich das Leben genommen.«*

»Also, wenn ich so etwas schon höre: Der Angeklagte hätte wissen können‹ oder der Beschuldigte hätte sich dessen bewusst sein müssen‹«, so sagte ein Freund einmal zu mir:

»Entweder man weiß etwas oder man weiß es nicht! Der Richter kann ja bestreiten, dass der Angeklagte etwas, wie behauptet, wirklich nicht wusste, aber wie kann man denn von einem anderen Menschen fordern, etwas zu wissen? Kann man sich entscheiden, spontan etwas zu wissen, was man sonst nicht weiß? Oder sich entschließen, sich einer Sache bewusst zu sein, weil man es muss? So ein Quatsch!«

Das leuchtete mir ein. Und mir scheint, dass wir solche wenig hilfreiche Forderungen nicht nur an andere, sondern zuweilen ebenso an uns selbst stellen.

Wenn ich es in der Seelsorge oder Therapie mit suizidalen Leuten zu tun habe, mache ich mir deutlich, dass ich sie nicht daran hindern kann, sich das Leben zu nehmen. Für ihr Überleben kann niemand aufkommen außer ihnen selbst. Ihre Familie kann sie nicht zwingen am Leben zu bleiben, ihre Freunde nicht, die Polizei auch nicht, ebenso wenig wie die Psychiatrie oder ein Richter, der sie dort einweisen kann – niemand kann sie daran hindern, Hand an sich zu legen, wenn sie dazu entschlossen sind.

Im Umgang mit suizidalen Menschen mache ich mir regelmäßig bewusst, dass ich nach bestem Wissen und Gewissen handle. Manchmal mache ich während der Therapie eine Momentaufnahme vom Zustand meiner Integrität und meines Gewissens. Ich tue das, damit ich meine Haltung und den Stand meiner Information später anschauen und feststellen kann:

»Auf dem damaligen Stand der Information war das, was ich getan habe, das Beste, was mir möglich war.« Denn ich weiß, dass wir uns manchmal selbst beschuldigen, indem wir so tun, als hätten wir bereits früher wissen müssen, was wir erst später erfahren haben.

In der eingangs geschilderten Situation war mir eine solche Vorsorge nicht möglich gewesen, da mir die Lage des Anrufenden nicht bewusst gewesen war. Vielleicht fiel es mir deshalb besonders schwer, mit den Vorwürfen umzugehen, die eine Stimme des Gewissens mir machte. Natürlich, die Freunde, denen ich von dieser Situation erzählte, bemühten sich mich zu entlasten: mich träfe keine Schuld, ich sei nicht verantwortlich für den Tod dieses Mannes – und wahrscheinlich empfanden sie es auch so. Aber da war immer noch diese Stimme in mir, die sagte: »Dieser Mann wäre bestimmt noch am Leben, wenn du ihn ernst genommen hättest.«

Ich brauchte einige Tage, bis mir etwas bewusst wurde: Es gibt eine Anzahl typische Formulierungen, mit denen Menschen einen möglichen Suizid ankündigen, etwa Sätze wie: »Es hat doch alles keinen Sinn« und »Ich weiß gar nicht, wozu ich da bin.« Auch »Ich habe zu nichts mehr Lust« hätte mich schon beunruhigt.

Aber weder in meiner Praxis noch in der Literatur war mir bisher ein Fall begegnet, in dem ein Mensch einen möglichen Suizid mit Worten wie »Es ist wichtig!« und »Es ist dringend!« angekündigt hätte. Im Rückblick scheint es nun so nahe liegend, dass auch solche Worte einen Suizid ankündigen könnten – nur, begegnet war mir dieser Zusammenhang bis dahin nie. Dennoch stellte ich mir die Frage, warum ich diesen Mann mit seinem Anliegen nicht zügig und zuverlässig angerufen hatte. Beim Nachdenken wurde mir deutlich, dass ich die Worte »dringend« und »wichtig« schon so oft in missbräuchlicher Verwendung gehört habe, dass sie für mich begonnen haben das Gegenteil von ihrer ursprünglichen Bedeutung anzunehmen. Zumindest hatten diese Worte ihre Funktion für mich verloren, eine zuverlässige Information über Prioritäten zu geben. Um mich vor Ärger und Enttäuschung zu schützen, hatte ich gelernt, diesen Worten ihre ursprüngliche Signalfunktion abzuerkennen. Es verhielt sich etwa so, als ob jemand so oft im Scherz die Feuerwehr gerufen hätte, dass die Feuerwehr nicht mehr kam, als ein wirklicher Ernstfall eingetreten war. Der Unterschied ist, dass der, der aktuell um Hilfe rief, ein anderer war, als die, die den Notruf zuvor zu Unrecht auslösten.

Diese Betrachtung half mir, zu der Erkenntnis zurückzukehren, dass ich nicht »hätte wissen müssen«, dass »dringend« eben manchmal wirklich »dringend« heißt.

In Gedanken redete ich mit dem Mann, der sich das Leben genommen hatte.

»Das beschäftigt Sie?« war die Antwort, die ich mir von ihm vorstellte. »Sie haben doch gar nichts mit meiner Lebenssituation zu tun. Außerdem habe ich mich doch umgebracht. Wieso machen Sie sich jetzt Vorwürfe? Mit Ihnen hat das doch gar nichts zu tun.«

Eine innere Stimme sagte: Du hast dich von deinen Selbstvorwürfen freigesprochen. Die Stimme des Mannes in dir hat dich von den Vorwürfen freigesprochen, die er dir machen könnte. Du brauchst einen Freispruch von etwas, was größer ist als der Mann und du. Du brauchst einen Freispruch des Lebens an sich.

Schuldgefühle sind zäh. Was kann man da tun? Ich fuhr zu einer alten romanischen Kirche. Es ist ein Ort, der sich eigentümlich zeitlos anfühlt, und etwa so, als ob sich dort die Gebete der Gläubigen vieler Jahrhunderte zu einer großen, tiefen Ruhe vereinigt hätten. Ich entzündete dort drei Kerzen, die meine Suche nach Frieden und Versöhnung mit dem Leben ausdrücken sollten. Eine Kerze war bestimmt für den Mann, eine für seine Freundin und eine für mich.

# 29. Versteckte Aufträge loslassen
## Was andere schon immer über dich wussten

*Arbeit, Erfolg, Erziehung, Familie, Identität, Namen, Partnerschaft, Prinzipien, Sinn, Werte*

*Als ich etwa vier Jahre alt war, so erinnere ich mich, sagte einer meiner Verwandten über mich:*

*»Der wird mal Pfarrer«. Ich weiß nicht, woher er den Gedanken nahm; vielleicht wollte er meine altkluge und etwas belehrende Redeweise kommentieren, vielleicht fand er auch, ich ähnele meinem Großvater, der selbst Pfarrer war. Viele Jahre später – ich war tatsächlich Pfarrer geworden – erinnerte ich mich an das Zitat und fragte mich: Wie kommt es, dass mir diese Worte, die ich in so frühem Alter gehört hatte, in Erinnerung geblieben sind?*

Man könnte auch fragen: Wie kam es, dass Frau Hammel Herrn Schäfer geheiratet hat und dass Frau Nagel Herrn Hammer zum Mann genommen hat? Wie kam es zu Brillen Brill und Buchhandlung Bücher, zum Bestattungsinstitut Drangsal? Woher kommen die Zahnärzte Bohr, Fleischer, Weh und Reißer, die Gynäkologen Rohr, Bitsch, Decker und Stierle, die Chirurgen Metzger und Übelmesser, der Urologe Rüssel, die Hebamme namens Storch, die Eheberaterin Eva Liebling, der Tierpfleger Hasenfuß und Frau Pfarrerin Freudenreich? Wie sind sie zu ihren Namen oder vielmehr wohl zu ihren Berufen gekommen: Forstwirt Wildschütz, Friseur Kuhhaupt, die Glaserei Brich, die Bäckereien Weisbrodt und Frische, die Schweinemästerei Mast, die Spedition Schneckenreither und das Sonnenstudio Hell, der

Herr Yogalehrer Krampf, der Sänger namens Sangmeister und der Pianist Fingerlos?

Namen sind Ziele. Wohl dem, der seinen Namen gut zu deuten weiß. Das heißt auch: Wohl dem, der sich von familiären Vorbestimmungen zu lösen weiß.

Es gibt viele solche versteckte Vorgaben, die unseren Weg beeinflussen, manchmal zu unseren Gunsten, ein anderes Mal weniger. Manche dieser Vorgaben werden über Generationen in einer Familie weitergereicht. Manche sind zu spüren, ohne jemals klar in Worte gefasst zu werden. Solche Botschaften können sinngemäß lauten:

»Wer Pausen macht, ist faul.«

»Bei uns sind alle Akademiker.«

»Frauen kriegen Kinder und studieren nicht.«

»Wer zu viel Erfolg hat, wird eingebildet; solche Leute passen nicht zu uns.«

Mir scheint es in Ordnung, solchen Vorgaben in dem Maß zu folgen, in dem man sich damit wohl fühlt. Wertvoll ist es aber auch, solche versteckten Botschaften im eigenen Leben zu entdecken und neu zu überlegen, wie weit man ihnen weiterhin folgen möchte. Man muss dafür nicht unedingt die ganze Lebensplanung umwerfen. Vielleicht genügt es schon, einzelne Aktivitäten, Anschauungen und Beziehungen zu pflegen, die den Vorgaben gänzlich entzogen sind und anderen Regeln folgen.[21]

# 30. Glaubenssätze loslassen

## Vom Problem, ohne Problem zu sein

*AIDS, Chronische Erkrankung, Depression, Erwachsen werden, Glauben, Identität, Krankheit, Opferbereitschaft, Schmerz, Suizidalität, Sinn, Tinnitus*

*Vor einiger Zeit hatte ich eine Therapiestunde mit einem 19-jährigen jungen Mann, der etwa ein Dreivierteljahr unter Depressionen gelitten hatte und zunehmend suizidal gewesen war. Die Therapie verlief sehr gut, wir hatten innerhalb weniger Sitzungen die Depression weitgehend auflösen können. Etwa drei Monate nach dem Höhepunkt der Depression sagte er:*

*›Mir geht es richtig gut. Allerdings – ich habe eine Sendung gesehen, wo berichtet wurde über Leute, die die Diagnose AIDS bekommen haben und dann nach einem Vierteljahr erfahren haben, dass sie die Krankheit doch nicht haben. Sie haben daraufhin eine Identitätskrise bekommen und richtig Probleme gehabt, mit der neuen Situation fertig zu werden. Sie hatten sich schon so mit ihrer Krankheit identifiziert, dass es schwierig war, sich plötzlich als gesund zu sehen. So ähnlich geht es mir. Ich merke, dass ich ins Schwimmen komme und erst herausfinden muss, wer ich ohne Depression bin.«*

*Ich habe mit den jungen Mann vereinbart, dass er das Problem, ohne Problem zu sein, alleine lösen wird, und wir haben die Therapie beendet.*

Vielleicht hätte ich ihm die Geschichte vom Zölibat erzählen sollen. Irgendwann in der Zukunft hatte nämlich der Papst einen Traum, in dem er vor einer großen Zahl von Priestern eine Ansprache hielt. Aus einer Eingebung heraus rief er:

»Der Zölibat ist aufgehoben. Ab heute könnt ihr heiraten!« Hatte er Jubel erwartet, Freude, Erleichterung? Der Platz blieb still. Die Priester blickten ihn verwundert an und schwiegen. Später, als der Papst erwacht war und an seinem Schreibtisch saß, fragte er einen seiner Kardinäle:

»Was wäre, wenn ich den Zölibat aufhöbe?« Der Kardinal erwiderte:

»Du müsstest dich fragen und dich fragen lassen: Warum jetzt? Warum nicht früher? Und wozu diente das Opfer so vieler Menschen, dein Verzicht, unser Verzicht, ein Leben lang? Wirst du dir selbst und uns und all den Tausenden, die in Keuschheit gelebt haben, antworten können? Bedenke, was du tust.«

Der Papst ging zu seinem Regal, blies den Staub von seinen Büchern und nickte:

»Auf altem Pergament ein neues Buch zu schreiben, fürwahr, das ist ein mutiger Schritt.«[22]

Manchmal ist es so schwierig, den Glauben an das Problem, der das Problem aufrecht erhält, aufzulösen, dass es der Übung bedarf, immer weniger an das eigene Problem zu glauben. In vielen Therapien ist das ein wichtiger Bestandteil der Arbeit: Den Klienten zu helfen, den Glauben an das Problem zu verlieren, der bisher dazu beigetragen hat, das Problem (das durchaus ohne diesen Glauben entstanden sein mag) aufrecht zu erhalten. Einmal schrieb mir eine Klientin:

»Es geht mir auf jeden Fall viel besser. Habe keine Panikattacken mehr (auch wenn man noch immer etwas Angst vor einem Rückfall hat) und kann vermutlich bald die Medikamente absetzen.« Ich schrieb zurück:

«Ein bisschen Angst vor der Angst ist normal und klingt dann auch ab, denke ich. Das ist wie das Jucken, nachdem die Läuse weg sind und man noch denkt: Was aber, wenn sie nicht wirklich alle ganz weg sind? Und die Läuse sind wirklich ganz weg, und irgendwann verlässt man sich drauf, und das Jucken ist dann auch weg.«

Der Glaube an das eigene Problem könnte oftmals ein Grund für die Aufrechterhaltung und Verschlimmerung eben dieses Problems sein – und vielleicht ist er zuweilen das Problem selbst. Jemandem eine zu einfach wirkende Lösung für ein schwieriges Problem vorzuschlagen, kann eine Zumutung sein. Es kann so aussehen, als nähme man die Schwere seines Leidens gar nicht ernst.

Ich erinnere mich an eine Frau, die meine Unterstützung während einer Krebserkrankung suchte. Wenn es um ihre Tumore ging, sprach sie wiederholt von einer »Zeitbombe« in ihrem Körper. Nachdem sie dieses Wort schon öfter verwendet hatte, sagte ich zu ihr:

»Stellen Sie sich das einmal ganz bildhaft vor. Wenn Sie eine Zeitbombe im Körper haben, dann brauchen Sie Minenentschärfer. Können Sie Ihrem Körper einmal ausrichten, dass er seinen Minenräumdienst losschickt, um sich professionell um dieses Ding zu kümmern?«

»Dazu bin ich zu sehr Wissenschaftlerin, das geht nicht«, sagte sie. »Man kann diese Krankheit verlangsamen, aber man bekommt sie nicht mehr aus dem Körper.«

»Wenn es eine Zeitbombe ist«, fuhr ich fort, »dann hat sie ja auch eine Uhr, die bestimmt, wann sie losgeht. Können Sie Ihren Körper vielleicht bitten, die Uhr neu einzustellen und die Detonation zu verzögern? Vielleicht so um 30, 50 oder 100 Jahre?«

»Das ist eine gute Idee«, sagte sie. »30 Jahre, das genügt vollkommen.«

Als ich sie zwei Wochen später wieder traf, teilte sie mit:

»Meine Ärztin sagt, die Metastasen in der Leber seien weniger geworden und die großen seien kleiner geworden.«

»Anscheinend hört ihr Unbewusstes gut zu, und Ihr Minenräumdienst tut ungefragt seine Arbeit«, sagte ich. Sie lachte. Ich bat sie, sich vorzustellen, sie sitze auf einem der Stühle des Raumes und sie sei – beschenkt von einer guten Zukunft, dem Unbewussten oder einer guten Fee – gesünder, als sie das bisher überhaupt für möglich halte. Als sie mir beschrieben hatte, wie sie dort sitze, atme, ihren Körper und ihre Emotionen fühlte, bat ich sie, sich auf diesen Stuhl zu setzen und mir zu erzählen, was der Räumdienst gerade tue.

»Die hocken da auf einer Waldlichtung mit einer ganzen Menge Bomben und arbeiten daran.« Ich sagte zu ihr:

»Von jedem Horizont aus sieht man einen neuen Horizont« sagte ich und bat sie, sich vorzustellen, wie auf einem anderen Stuhl diejenige sitze, die sie sei, wenn sie sogar gesünder sei, als sie sich das auf diesem Stuhl bisher vorstellen könne. Wieder ließ ich mir den Zustand von ihr beschreiben und ließ sie sich auf diesen Platz setzen.

»Was macht der Räumdienst jetzt?«

»Die machen Pause. Die sitzen auf einem Holzstoß und warten.« Auf die Bomben angesprochen sagte sie:

»Die liegen da so herum.« Ich wiederholte das Vorgehen nochmals.

»Die Männer vom Räumdienst sitzen da immer noch herum«, sagte sie. »Die haben nichts mehr zu tun. Die Minen sind jetzt weg.«

Ob es hilft? Auch wenn die Symptome weiter zurückgehen, wird es niemals zu beweisen sein, welche der gleichzeitig angewandten Therapien im konkreten Fall den Ausschlag für die Besserung gegeben hat oder ob es die Kombination aller Therapien gewesen war, die einen Durchbruch erreicht hat.

Grundsätzlich gibt es bei einfachen Lösungen für schwierige Probleme immer wieder ein Problem der Akzeptanz. Manchmal gibt es Möglichkeiten, Jahre alte körperliche oder psychische Leiden innerhalb von Stunden oder Tagen aufzulösen – unabhängig davon, wie alt und leidvoll das Problem bereits ist. Nur werden viele Leute dem Therapeuten kein Vertrauen schenken, wenn er ihnen eine einfach klingende Lösung nennt. Und wenn sie die Lösung ausprobieren und sie schnell wirkt, dann werden sie die Gründe oft woanders suchen als in der Therapie.

Dazu fällt mir eine Geschichte ein, die vor über 2500 Jahren aufgeschrieben wurde. Damals war der Feldherr Naaman an Lepra erkrankt. Das war eine ansteckende und unheilbare Krankheit, die den angesehenen Mann bald zu einem gemiedenen Außenseiter machen würde. Eine seiner Mägde erwähnte, dass der Prophet Elisa im Land Juda durch göttliche Kräfte solche Krankheiten heilen könnte. So machte sich der Feldherr auf den Weg:

»So kam Naaman mit Rossen und Wagen und hielt vor der Tür am Hause Elisas. Da sandte Elisa einen Boten zu ihm und ließ ihm sagen: Geh hin und wasche dich siebenmal im Jordan, so wird dir dein Fleisch wieder heil und du wirst rein werden. Da wurde Naaman zornig und zog weg und sprach: Ich meinte, er selbst sollte zu mir herauskommen und hertreten und den Namen des Herrn, seines Gottes, anrufen und seine Hand hin zum Heiligtum erheben und ich so von dem Aussatz befreien. Sind nicht die Flüsse von Damaskus, Abana und Parpar, besser als alle Wasser in Israel, sodass ich mich in ihnen waschen und rein werden könnte? Und er wandte sich und zog weg im Zorn. Da machten sich seine Diener an ihn heran, redeten mit ihm und sprachen: Lieber Vater, wenn dir der Prophet etwas Großes geboten hätte, hättest du es nicht getan? Wie viel mehr, wenn er zu dir sagt: Wasche dich, so wirst du rein! Da stieg er ab und tauchte unter im Jordan siebenmal, wie der Mann Gottes geboten hatte. Und sein Fleisch wurde wieder heil wie das Fleisch eines jungen Knaben und er wurde rein.«[23]

Warum wollte der Feldherr die Therapie zuerst nicht mitmachen? Möglicherweise fand er sein Problem nicht genügend gewürdigt. Der Prophet schritt an ihm, seiner Biographie, seinem Leid vorbei gleich zur Lösung. So etwas nehmen viele Menschen übel – obwohl das Befassen mit Lösungen statt mit Problemen an sich der schnellere Weg ist. Manchmal verbringen wir viel Zeit damit, Probleme von Klienten zu würdigen, bevor wir mit ihnen Lösungen suchen können, die es auch gleich gegeben hätte.

Und manchmal scheinen Klienten eine Lösung oder Heilung gar als Missachtung ihrer Person anzusehen – die mit dem Problem vielleicht schon verheiratet ist. Und dann hat der Prophet eine Lösung angeboten, die viel zu einfach und viel zu unlogisch klang. Der Feldherr sah sich in seiner Intelligenz miss-

achtet. Er wollte etwas Anspruchsvolles, auf seinem Niveau oder allenfalls ein wenig darüber.
Manchmal ist es schwierig, Menschen für einfache Lösungen zu schwierigen Problemen zu gewinnen. Zuweilen frage ich meine Klienten deshalb zu Beginn einer Therapie:

»Für Ihr Problem kenne ich zwei Lösungen: Eine, die vernünftig ist, lange braucht und meistens nicht richtig funktioniert und eine andere, die so unsinnig ist, dass sie eigentlich gar nicht funktionieren kann, aber aus irgendeinem Grund, den ich Ihnen nicht erklären kann, trotzdem funktioniert. Welche ist Ihnen lieber?« Mit den meisten Patienten kann ich danach arbeiten. Nur ganz selten muss ich während der Therapie noch sagen: »Ich habe Sie gewarnt!«

# 31. Selbstbeschränkungen loslassen
## Ein Lebensweg

*Adoption, Alkoholismus, Armut, Entwicklung, Erfolg, Erziehung, Gewalt, Lernen, Sucht*

*Vor vielen Jahren kannte ich eine junge Studentin, die mir ihre Geschichte erzählte. Als Kind hatte sie in einer Hamburger Hochhaussiedlung gelebt. Ihre Eltern waren beide Alkoholiker. Ihr Vater verprügelte sie regelmäßig, ihre Mutter wagte nicht, sie vor seinen Schlägen zu schützen. Sie selbst ging auf die Förderschule.*

*»Du gehörst nicht in diese Schule«, sagte ihre Lehrerin.*

*»Du solltest mindestens in die Hauptschule gehen.« Die Lehrerin überzeugte ihre Eltern, sie dahin zu schicken. Dort war sie die Klassenbeste, und so beschloss sie, nach dem Hauptschulabschluss noch den Realschulabschluss zu machen. Als sie absah, dass sie diesen mit guten Noten bestehen würde, meldete sie sich für die gymnasiale Oberstufe an. Ihre Eltern waren skeptisch, doch sie legte ihnen das Anmeldeformular vor und sie leisteten die dafür nötige Unterschrift. Als sie ihr Abitur geschafft hatte, entschied sie sich, Politikwissenschaft, Soziologie und Philosophie zu studieren.*

*In der Zeit, als ich sie kennen lernte, absolvierte sie ein Praktikum bei einem Max-Planck-Institut. Später zog sie nach Paris, um an der Sorbonne zu studieren. Ich verlor sie aus den Augen. Fünfzehn Jahre später überlegte ich: »Verhaltensmuster, die sich bewähren, verändern sich im Allgemeinen nicht. Wenn sie weiter getan hat, was sich auf dem Weg von der Förderschule zur Universität bewährt hat, was mag dann aus ihr geworden sein?«*

*Ich war neugierig und befragte das Internet. Sie trug noch ihren früheren Namen. Ein Doktortitel war hinzugekommen. Sie arbeitete in einer verantwortlichen Position in einem Bundesministerium.*

Wie können wir unsere selbst gesetzten inneren Grenzen loslassen? Jeder von uns trägt in sich unsichtbare Mauern, die die Meinung markieren, dieses oder jenes sei uns nicht möglich, da und dort lägen unsere Grenzen. Manchmal sind diese Mauern durch schmerzliche Erfahrungen entstanden, manchmal haben Eltern oder andere Bezugspersonen uns Grenzen eingeredet. Manchmal war es ein Missverständnis: Weil wir auf eine bestimmte Art oder mit einem bestimmten Grad an Aufwand nicht weiterkamen, meinten wir, dieser Weg sei versperrt.

Eine Möglichkeit, unsichtbare, selbst gesetzte Grenzen loszulassen, ist, uns an die Grenzen zu erinnern, die wir bereits übersprungen haben. Wie war das, als du das Sprechen gelernt hast? Hast du dich geschämt, wenn du ein Wort nicht richtig ausgesprochen hast? Hattest du Angst, etwas falsch zu machen? Und als du Laufen lerntest: Wie oft bist du hingefallen? Wie hast du es geschafft, nicht mehr das Bett nass zu machen? Und wer sagt dir, dass es schwieriger ist, dich auf eine Prüfung vorzubereiten und sie zu bewältigen, als das Alphabet und die Zahlen von eins bis hundert zu lernen? Wer sagt, dass es schwieriger ist, die Prüfung zu bestehen als es war, das Treppensteigen oder Fahrradfahren zu lernen? Vielleicht hattest du damals nur eine andere Haltung – eine Haltung, die dem Bewältigen von Lernaufgaben zuträglicher war, als jene Haltung, die du dir später angeeignet hast? Aber auch wenn dem so sein sollte, dann ist das Kind, das diese Haltung hatte, spielend zu lernen, in der Gegenwart zu leben und nach jedem Fallen aufzustehen und weiter zu laufen, weiterhin in dir. Du kannst dich entscheiden, dieses Kind die Prüfung vorbereiten und bestehen zu lassen. Jederzeit kannst du dich entscheiden, die Haltung, die dir aktuell nicht hilfreich ist, loszulassen und eine frühere Haltung, die dir besser hilft, anstehende Herausforderungen zu bewältigen, wieder einzunehmen.

Eine andere Möglichkeit, unsere vermeintlichen Grenzen zu überspringen oder auszuweiten besteht darin, uns an die Ausnahmen zu erinnern, an Zeiten, in denen diese Grenzen offenbar nicht wirksam waren. Was hat dazu beigetragen, dass damals ging, was andere Male nicht möglich war?

Es ist auch möglich, an Menschen zu denken, denen scheinbar Unmögliches möglich war. Ein Freund erzählte mir von einem Musiker aus der Südsee, der einen Gitarrengriff erfand, weil er nicht gewusst habe, dass dieser Griff anatomisch gar nicht möglich sei. Du kannst dir vorstellen, du wärst ein solcher Mensch, der nie etwas von Grenzen des Möglichen gehört hat und daher stets andere Erklärungen für Hindernisse auf dem Wege findet als die, das Ziel sei nicht erreichbar.

Wiederum wäre es möglich, dir vorzustellen, auf einem Platz neben dir sitzt dein Ich aus der guten Zukunft, das all die Probleme, die dich jetzt noch beschäftigen, überstanden hat und das schon glücklich auf die Vergangenheit, die bisher deine Gegenwart ist, zurückschaut. Nimm diesen Menschen aus der guten Zukunft, dein anderes Ich, ganz genau wahr: Wie schaut er? Wie atmet er? Welche Körperhaltung nimmt er ein? Wie beweglich ist er? Wie angespannt oder entspannt? Wie klingt seine Stimme, wenn er spricht? Welche Gefühle mögen ihn bewegen? Wenn du all dies deutlich vor deinem inneren Erleben wahrnehmen kannst, dann setze dich auf seinen Platz und lass sein Erleben in deines hinein fließen.

Auf einen weiteren Platz könntest du denjenigen Menschen setzen, der du bist, wenn du glücklicher und erfüllter lebst, als du es bisher für möglich gehalten hattest: Wie sieht er aus? Wie sitzt er da? Wie ist sein Blick? Was empfindet er wohl? Wenn du ihn genau studiert hast, dann lass dein bisheriges Ich auf dem bisherigen Platz zurück und setze dich auf den Platz des anderen, der die für unmöglich gehaltenen Möglichkeiten verwirklicht hat. Fühle, was er fühlt! Fülle dich an mit diesem Erleben, dann steh auf und nimm den, der du auf diesem Platz bist, mit auf deinen weiteren Weg!

Wann immer du dein augenblickliches Erleben mit dem Erleben deines Ich aus deiner guten Zukunft oder aus den für unmöglich gehaltenen Möglichkeiten tauschen möchtest, stelle dein »anderes Ich« neben dich, nimm es genau wahr, dann tritt einen Schritt neben dich, dahin, wo dein anderes Ich steht, und lass dein bisheriges Ich neben dir stehen.

# 32. Kollektive Beschränkungen loslassen

## Ich werde hundertfünfzig Jahre alt

*Älter werden, Arbeit, Entwicklung, Erfolg, Gesundheit, Sterben*

*108 Jahre alt ist der Schauspieler Johannes Heesters geworden. Seltsam, dass ein Mensch, der immer wieder gesungen hat »Ich werde hundert Jahre alt« und der nach dem Krieg bei dem Theaterstück »Der 104. Geburtstag« mitgespielt hat, ein solches Alter erreicht. Besteht da ein Zusammenhang?*

*Vor Jahren, an seinem 104. Geburtstag, hat Heesters erklärt, zu seinen »zehn wichtigsten Wünschen« zähle, »dass ich wieder Theater spiele, am liebsten das Stück ›Der 104. Geburtstag‹« und »dass ich meinen 105. Geburtstag feiere, und wenn es 110 würden, wär' das auch nicht schlecht«.*

Sicher ist die Überzeugung, hundert zu werden, keine Garantie dafür, dass man tatsächlich so alt wird. Ich kannte einen Mann, der auch angekündigt hat, hundert zu werden, und der dann mit siebenundachtzig gestorben ist.

Andererseits: Einige Forscher wollten gerne wissen, warum die Lachse nach dem Laichen sterben. Sie fischten eine Anzahl der Tiere, die auf der Pilgerreise in Richtung Quelle waren, aus dem Fluss, versahen sie mit einem Sender und setzten sie zurück ins Meer. Siehe da: Die Tiere lebten munter weiter. Längere Lebenserwartung dank der Erwartung längeren Lebens. Vieles spricht dafür: Wenn alle erwarten würden, länger zu leben, würden einige tatsächlich länger leben.

Vielleicht geht es auch gar nicht darum, ob wir ein überdurchschnittliches Lebensalter erreichen. Vielleicht ist es wichtiger, was wir im Leben erreichen und wie zufrieden wir mit dem sind, was wir erreichen. Alle diejenigen, die ihre eigenen Grenzen erproben, und immer wieder etwas Neues erreichen wollen, möchte ich ermutigen, mit der Möglichkeit des bisher für unmöglich Gehaltenen in ihrem Leben zu rechnen. Vielleicht sind in dieser Welt manche Dinge möglich, die nur bisher niemand geglückt sind, weil niemand sich bisher daran gewagt hat? Vielleicht gibt es Dinge, die nur deswegen bisher unmöglich sind, weil noch niemand an ihre Möglichkeit glaubt? Rechnen Sie mit allem!

Um Ungeahntes erreichen zu können, scheint es mir wichtig, dass wir alle Meinungen über die Grenzen unserer Möglichkeiten loslassen. Nicht so, dass wir leichtsinnig würden und uns und andere in Gefahr brächten, aber doch so, dass wir die Möglichkeit, dass das bisher Unmögliche in unserem Leben geschieht, nicht durch eine Selbstbeschränkung aufs Spiel setzen. Wenn es etwa um die Frage psychischer und körperlicher Heilungsmöglichkeiten geht, stelle ich immer wieder die Frage:

»Warum eigentlich nicht?« Wer sagt, dass dieses oder jenes nicht möglich ist, sobald es jemand probiert? Ich möchte mir den Glauben an die Möglichkeit erhalten, dass das angeblich Unmögliche tatsächlich möglich ist. Ich möchte mir diesen Glauben nicht nehmen lassen, auch nicht durch die kollektive Selbstbeschränkung aller unserer Berater, aller Fachleute oder gar der ganzen Menschheit.

Darum sag ich‘s allen: Ich werde hundertfünfzig Jahre alt …

# 33. Das Leben loslassen

## Begegnung am Sterbebett

*Familie, Glauben, Partnerschaft, Sterben, Trauer*

*Vor einiger Zeit wurde ich in meiner Eigenschaft als evangelischer Pfarrer ins Krankenhaus zu einem Sterbenden gerufen. Die ganze Familie war um den Mann versammelt: seine Frau, seine Kinder und Schwiegerkinder, Geschwister und Enkel. Einige der Angehörigen weinten sehr heftig. Der Mann atmete stoßartig, mit langen Pausen. Er sah aus, als ob er schliefe. Wahrscheinlich bekam er Morphium wie viele sterbende Patienten. Was er wohl verstehen mochte von dem, was da um ihn vorging? In seinem Gesicht konnte ich keine Reaktion erkennen. In das Gebet am Sterbebett fügte ich die Bitte ein, Gott möge dem Sterbenden oder seiner Familie die Fähigkeit schenken, einander loszulassen und Abschied zu nehmen im Wissen um all das Gute, das bleiben wird. Ich sprach einen Segen für den Sterbenden und die Umstehenden.*

*»Loslassen ist so schwer«, ergriff die Tochter des Mannes nach einer kurzen Stille das Wort. »Ich habe gehört, wenn man loslässt, was man liebt, erst dann gehört es einem wirklich«, fügte sie hinzu. Dann schaute sie hinüber zu ihrem Vater und sagte:*

*»Er atmet nicht mehr.«*

Ähnliches habe ich immer wieder erlebt. Ich erinnere mich an einen Mann, an dessen Sterbebett ich gebetet und über das Loslassen gesprochen hatte. Seine Frau rief mich später noch einmal an. Sie erzählte, ihr Mann habe sehr ums Überleben gekämpft, auch dann noch, als aus ärztlicher Sicht längst keine Aussicht mehr darauf bestand. Nach unserer Begegnung habe sie zu ihrem Mann gesagt, sie lasse ihn gehen und er dürfe sie nun auch loslassen. Er könne auch von der anderen Seite aus auf sie aufpassen und ihr von dort drüben alle seine Liebe schicken. Eine Viertelstunde darauf, so erzählte sie später, sei er gestorben.

Diese und ähnliche Erfahrungen haben meine Praxis verändert. Vor kurzem wurde ich zu einer sterbenden Frau gerufen. Als ich kam, atmete sie noch etwa einmal in der Minute. Ihre Tochter und ihr Schwiegersohn standen neben ihrem Bett. Ich erkundigte mich, ob es passend wäre, ein Gebet zu sprechen. Die Angehörigen begrüßten das. Ich legte die Hand auf den Arm der sterbenden Frau und sagte:

»Hallo, Frau Schneider. Ich bin Pfarrer. Hier ist Ihre Tochter Irene und Ihr Schwiegersohn, die haben mich gerufen. Ich bin da für die Lebenden, und ich möchte mit Ihnen ein Gebet sprechen.« So betete ich mit der Frau und ihren Angehörigen. Dann fuhr ich fort:

»Sehen Sie, da ist eine Tür.Wenn es Zeit ist, können Sie durchgehen. Neben der Tür ist eine Garderobe. Da ist jemand, der passt auf die Sachen auf, die Sie da ablegen. Das ist eine besondere Garderobe. Sie können alles abgeben, was Sie beschwert.

Wenn Sie Angst haben – legen Sie die Angst da ab. Sie brauchen die Angst da drüben nicht mehr.

Wenn Sie traurig sind – legen Sie‘s ab. Wozu? Sie brauchen das jetzt nicht mehr.

Wenn Sie jemand grollen oder noch nicht verziehen haben – legen Sie‘s an der großen Garderobe ab.

Wenn Sie sich zu etwas verpflichtet fühlen – legen Sie’s ab.

Wenn Sie meinen, noch bleiben zu müssen – Sie müssen gar nichts! Wenn Sie möchten, geben Sie‘s dem, der da steht und darauf aufpasst.

Wenn Sie meinen, dass noch etwas fehlt – legen Sie’s da ab.

Wenn etwas körperlich unangenehm ist – legen Sie’s da auch ab.

Wenn es ein Problem mit dem Atem gibt – wenn Sie wollen, geben Sie das auch ab.

Wenn es noch irgendetwas gibt, was Sie an der großen Garderobe abgeben möchten, geben Sie alles da ab, was Sie nicht mehr brauchen.Geben Sie alles ab, was Sie beschwert hat. Geben Sie ab, was Ihnen zur Last geworden ist. Sie brauchen das nicht mehr. Geben Sie´s ruhig ab.

Und wenn Sie merken, dass es Zeit für Sie ist, dann gehen Sie durch die Tür.«

Mit einem Segen schloss ich das Ritual ab.Während meiner Worte hatte sich der Atem der Frau auf etwa sechs Mal pro Minute beschleunigt, und so blieb es noch für ein paar Minuten danach. Die Tochter der Frau hielt ihren Arm, der Schwiegersohn ihre Hand. Sie beobachteten den Atemrhythmus der Frau. Das gemeinsame Schweigen und Fixiert-sein auf die Atemzüge der Mutter empfand ich als anstrengend. Ich stellte mir vor, es könnte auch der sterbenden Frau so gehen. Nach einer Weile bat ich die Angehörigen:

»Können Sie mir erzählen, wie es dazu gekommen ist?« Die Angehörigen sagten ein paar Sätze zur Geschichte dieses Sterbens. Während sie sprachen, wurden die Abstände zwischen den Atemzügen der Frau wieder so langsam wie vor der Andacht. Sie atmete noch etwa fünfmal ruhig. Zuletzt noch ein kleiner, halber Atemzug, dann war alles still.

# 34. Das Loslassen loslassen

## Auferstehung

*Gesundheit, Partnerschaft, Sterben, Trauer, Überleben*

*Und schließlich war da jene Frau, von der mir das Stationspersonal gesagt hatte:*

*»Sie liegt im Sterben«. Die bekümmerten Angehörigen waren um sie versammelt, von weither waren sie angereist.*

*»Sie hat wohl keine Chance mehr«, sagte einer von ihnen.*

*»Wir müssen uns der Realität stellen.« Die Frau schaute ins Leere, doch wirkte sie glücklich, dass ihre Lieben bei ihr waren. Ihre Bettnachbarin hatte Fieber und hustete unentwegt. Einige Tage darauf war ich wieder in dem Zimmer. Die sterbende Frau von neulich begrüßte mich.*

*»Mir geht es soweit gut«, sagte sie.*

*›Ich wusste gar nicht, dass die anderen sich solche Sorgen um mich machen. Ich habe mich bloß gewundert, warum all diese Leute da waren.« Ihre Nachbarin, die inzwischen nicht mehr hustete, sagte:*

*»Sie hat am Morgen die Augen aufgemacht und zu mir gesagt: ›Geht's dir jetzt endlich besser?‹«*

Wir wissen nicht, was die Zukunft bringt. Wir können darüber eine noch so gut begründete Meinung haben, es bleibt dabei: Wissen und Zukunft passen nicht zusammen.

»Sicher ist nur der Tod«, sagen die Leute. Und nicht einmal der, bin ich geneigt einzuwerfen. Ich erinnere mich an eine Begebenheit auf der Intensivstation. Ich war zu einer verstorbenen Patientin gerufen worden. Eigentlich hatte ich mit den Angehörigen der Patientin reden sollen, aber die hatten die Klinik schon wieder verlassen, bevor ich angekommen war. So hatte ich Zeit für eine Tasse Kaffee im Schwesternzimmer.

»Der Hirntod eines Patienten muss von zwei Ärzten unabhängig voneinander zweimal im Abstand von mindestens zwölf Stunden festgestellt werden«, wurde mir erklärt. Die Angehörigen, denen ich hätte beistehen sollen, hatten gehofft, ihre Mutter noch lebend anzutreffen. Der Arzt, der die eine Hälfte der zweiten Hirntod-Untersuchung durchgeführt hatte, hatte ihnen gerade eben bei ihrem Besuch eröffnet, dass die Frau bereits verstorben sei.

»Kommen Sie einmal, Herr Pfarrer!« Als zweiter Arzt war ein Neurochirurg gekommen, um den Zustand der Frau zu prüfen.

»Schauen Sie sich das einmal an!« Ich folgte dem Arzt ans Bett der Frau. Mit einem plötzlichen Ruck drehte er ihren Kopf zur Seite. Ihr Kopf zuckte zurück. Dann bewegte er ihren Arm, etwa so, als ob er ihr die Schulter auskugeln wollte. Ihr Oberkörper zuckte heftig.

»Lebt die Frau noch? Sie hat ja noch Reflexe.«

»Eben«, sagte der Arzt.

»Warum wurde das vorher nicht bemerkt?«

»Zwanzig Jahre Hirntoddiagnostik, das ist der Unterschied«, sagte er und war schon wieder auf dem Weg in seine neurochirurgische Abteilung. Gleich darauf klingelte das Telefon.

»Die Angehörigen haben noch eine Frage.« Eine der Schwestern übergab den Apparat dem Arzt, der die Familie vor einer halben Stunde über den Tod der Mutter informiert hatte.

»Zum gegenwärtigen Zeitpunkt, ähm, können wir nicht mit Sicherheit sagen, also, können wir den Tod Ihrer Mutter, also, nicht mit Sicherheit feststellen.«

In den nächsten Tagen besuchte ich die Frau und ihre Angehörigen auf der Intensivstation. Sie reagierte erkennbar mit einem Druck ihrer Hand und mit Kopfbewegungen auf die Worte und Berührungen ihres Mannes und ihrer Töchter. Drei Tage später verstarb sie – und blieb tot.

Es kann passieren, dass wir loslassen und dann das Loslassen loslassen müssen, weil bei uns bleibt, was wir loszulassen vermeinten. Das kann auf verschiedene Weise geschehen. Es kann passieren, dass wir von einem Menschen Abschied nehmen und er bleibt bei uns. Es kann sein, dass ein Gegenstand, ein Ort, eine Gewohnheit, eine Arbeitsstelle oder ein beliebiges anderes Etwas, das wir verabschieden, uns entgegen unserer Entscheidung noch eine Weile erhalten bleibt. Ob das nun eine schöne oder unangenehme Überraschung ist oder ein Gemisch von beidem – hier zeigt sich, worum es beim Loslassen geht: Darum, beweglich zu sein und das Selbst der stetigen Veränderung der Welt um uns anzupassen. Wir können Menschen, Gewohnheiten und Dinge dann loslassen, wenn wir andere und anderes festhalten, so dass wir trotz dem, was wir verlieren (und dem noch unbekannten Neuen, das wir gewinnen), Stabilität in unserem Leben erfahren.

Es kann auch sein, dass wir einen Menschen äußerlich aus unserem Leben verabschieden müssen, jedoch bemerken, dass es für uns besser ist, ihn innerlich nicht zu sehr zu verabschieden.

»Du bleibst mein Kind, unsichtbar lebst du mit mir weiter«, so sagte ein Vater in Gedanken zu seinem verstorbenen Sohn.

»Mein Opa ist immer bei mir«, sagte eine Frau viele Jahre nachdem ihr Großvater gestorben war. Wozu sollen wir uns innerlich von einem Menschen trennen, von dem wir uns nicht trennen möchten? Das mag am ehesten sinnvoll sein, wenn diesen Platz (oder einen irgendwie ähnlichen Platz in unserem Herzen) ein anderer Mensch einnehmen kann und soll. Es ist aber gewiss nicht immer notwendig.

Das Loslassen loszulassen kann heißen, mit der Ungewissheit zu leben, was die Zukunft bringt und uns flexibel auf schöne und schlimme Überraschungen einzulassen, die der Lauf der Zeit bringt. Das Loslassen loszulassen kann auch heißen, das, was wir äußerlich loslassen müssen, in unserem Herzen zu behalten, dabei das Neue, was kommt, zu begrüßen und Platz in uns zu schaffen für eine Vielfalt vergangener, gegenwärtiger und zukünftiger Erfahrungen, die wir auch in ihrer Widersprüchlichkeit als Reichtum begrüßen.

# 35. Das Wissen um die wirkliche Wirklichkeit loslassen

## Unter nächtlichem Himmel

*Ich ging unter nächtlichem Himmel spazieren. Ich fragte mich: »Warum glaube ich an Gott, den es doch gar nicht geben kann?« Und mir war, als hörte ich eine Stimme, die sagte: »Weil es dich auch nicht geben kann«.*

»Sei vorsichtig bei dem, was du träumst«, sagte eine Freundin zu mir. »Es wird ganz sicher wahr.« Wir konstruieren unsere Welt aus dem, was wir kennen. Was können wir sagen, über das, was wir nicht kennen? Über Gott, den Sinn des Lebens, den Tod? Oder über die Zukunft? Wie weit bestimmen unsere Träume unsere Realität?

Unser Bild von der Zukunft bauen wir aus unserer Vergangenheit – oder vielmehr aus dem, was unser Bild von unserer Vergangenheit ist. Wer vermag zu sagen, wie viele Ereignisse unseres Lebens dadurch überhaupt erst hervorgebracht werden, dass wir eine Zukunft erwarten, die unserer Vergangenheit ähnelt? Genau genommen besteht unsere Zukunft in uns nur aus Erwartung, so wie unsere Vergangenheit in uns nur Erinnerung ist, und beide, Erwartung und Erinnerung, finden in der Gegenwart statt. So bewegen wir uns durch eine endlose Gegenwart, die aus Erinnerung, Wahrnehmung und Erwartung besteht. Wir machen uns Gedanken, bestehend aus simulierten Wahrnehmungen wie inneren Bildern und Filmen, Klängen und Stimmen, Körpergefühlen und Emotionen. Wenn wir von Erfahrung sprechen, meinen wir den Transport unserer Erinnerungen in die Erwartung. Nicht selten wird dabei die Zukunft, die wir er-

halten, aus der Vergangenheit, die wir hatten, erzeugt.
Ähnlich wie es sich mit unserer Vergangenheit und Zukunft verhält, steht es auch um unsere Außen- und Innenwelt. Sicher hilft es uns, uns im Leben zu orientieren, wenn wir sorgfältig zwischen Außen und Innen, zwischen dem Erleben der anderen und meinem eigenen Erleben zu unterscheiden. Ebenso kann es aber auch nützlich sein, wenn wir uns bewusst bleiben: Alles, was vermeintlich oder wirklich dort draußen stattfindet, ist uns nur zugänglich, weil in uns Bilder, Töne und Körpergefühle davon erzeugt werden. Insofern gibt es nur ein Innen. Ebenso kann man aber auch sagen, es gibt nur ein Außen: Denn von unserem Inneren – vom Körper einschließlich des Gehirns, das (wie wir denken) die Wahrnehmungen und Gedanken produziert – wissen wir nur durch eben diese Wahrnehmungen und Gedanken, die behaupten, es gäbe diese Innenwelt. Was ist, wenn unsere Körperwahrnehmung oder unsere Gedanken über Körper und Gehirn sich täuschen? Wenn sie nur Dinge konstruieren und gar nichts analysieren? Was ist, wenn unsere Wahrnehmungen und unsere Gedanken nichts außer sich selbst bedeuten, weil sie nur ein System von Querverweisen sind, die sich gegenseitig interpretieren? Gibt es denn dann ein Gehirn, das all dieses Erleben produziert?

Wenn wir also nicht wissen, was innen und außen ist, was Vergangenheit und Zukunft, was Körper und Psyche, was Realität und was Fantasie – was wissen wir dann überhaupt? Vielleicht ist alles, was wir wissen, ein Glauben, und der Glauben an das, was wir wissen, erschafft unsere Welt?

# 36. Oder vielleicht doch nicht loslassen?

## Durchhalten

*Aggression, Angst, Bestechung, Familie, Freundschaft, Frieden, Gerechtigkeit, Gewalt, Migration, Vergebung, Vertreibung*

*Im Westjordanland, zehn Kilometer südwestlich von Bethlehem, haben wir Familie Nasser besucht. Die Nassers sind eine christlich-palästinensische Bauernfamilie, die ihren kleinen Hof auf der Anhöhe zu einem Begegnungszentrum gemacht haben für Menschen aus aller Welt, die Frieden suchen und Völkerverständigung möglich machen möchten. »Tent of Nations« nennen sie ihr Projekt, »Zelt der Völker«.*[24] *Das erinnert ein wenig an die Beduinen, die in dieser Gegend seit Jahrtausenden gelebt haben und zum Teil heute noch dort leben. Es erinnert wohl auch an das Zelt, in dem Abraham und Sara, die Voreltern der Juden, der Araber und der mit ihnen verwandten Völker, einst Gäste empfangen haben. Einmal kamen Boten zu Gast, die ihnen ankündigten, sie würden einst mehr Nachkommen haben als sie Sterne am Himmel sähen. Ob die Boten ihnen auch gesagt haben, dass ihre Kinder einander das Land wegnehmen und sich mit hohen Mauern voneinander fernhalten würden? Am Eingangstor des kleinen Betriebes liegt ein Stein, auf den die Nassers geschrieben haben: »Wir weigern uns, Feinde zu sein.«*

*»Mein Großvater«, so erzählt Daoud Nasser, der Besitzer des Landes, »hat dieses Land im Jahr 1916 von der damaligen osmanischen Besatzungsmacht gekauft. Dann hat er etwas getan, was*

*für die damalige Zeit und noch lange danach sehr ungewöhnlich, ja, geradezu verrückt war. Er hat sich Papiere über den Grundbesitz ausstellen lassen und hat Steuern gezahlt. Jahr für Jahr hat unsere Familie Steuern gezahlt für dieses Papier, das sonst keiner hatte.«*

*Bis dahin hatten die Bauern einfach dort gelebt, wo ihre Familien immer gelebt hatten; durch mündliche Überlieferung und durch Zeugen wusste jedes Dorf und jede Familie, wo das Land der einen anfing und wo das Land der anderen aufhörte. Warum sollte man Land von einer Besatzungsmacht kaufen, die erst kürzlich gekommen war und vielleicht schon bald von den nächsten Besatzern abgelöst werden würde?*

*»Erst haben wir der osmanischen Besatzung Steuern gezahlt, dann der jordanischen, danach den Engländern und schließlich den Israelis. Dann hat der israelische Staat angefangen ringsumher Siedlungen zu bauen. Eines Tages kamen Soldaten und haben uns gesagt, wir sollten hier verschwinden. Wir sagten, das Land gehört uns. Sie wollten das nicht glauben. Wir haben dann den israelischen Behörden unsere Papiere gezeigt. Wir konnten belegen, dass wir das Land gekauft hatten und lückenlos unsere Steuern bezahlt hatten – an die Osmanen, an die Jordanier, an die Engländer und auch an die Israelis.*

*Darauf haben sie gesagt:*

*›Die Papiere sind gefälscht.‹ Sie haben von uns verlangt, auf eigene Kosten einen Notar nach Istanbul und London zu schicken, um in den Archiven dort nachzuschauen, ob unsere Vorfahren das Land tatsächlich gekauft haben. Der Notar hat die Belege gefunden. Als die andere Seite bemerkt hat, dass sie den Prozess nicht gewinnen können, haben sie ihn verschleppt, so dass er in der Schwebe hängt und nie zu Ende gebracht wird.*

*Dann haben sie Bulldozer geschickt, die unsere Zufahrtsstraße verschüttet haben, damit wir uns nicht mehr versorgen können. Wir haben uns einen anderen Zugangsweg freigeschaufelt. Sie haben uns verboten, Strom zu haben und irgendetwas zu bauen. Sie haben uns dann Leute mit Abrissverfügungen vorbeigeschickt für die Gebäude, die hier stehen. Wir haben gesagt, die sind rechtmäßig gebaut worden. Ich fragte einen von ihnen:*

*›Gilt für mich das gleiche Recht, wie für einen israelischen Bürger, der hier wohnt?‹ Er sagte:*

*›Ja.‹ Ich fragte:*

*›Dort drüben sind Häuser, die israelische Siedler ohne Genehmigung gebaut haben. Warum schickt ihr denen keine Abrissverfügung?‹ Der Mann sagte:*

*›Das geht Sie nichts an.‹*

*Gegen den Abriss unseres Wohnhauses haben wir prozessiert. Als wir fertig waren und die Verfügung zurückgenommen war, haben sie uns sechs neue Abrissverfügungen geschickt. Die Zelte und der Verschlag für die Hühner, alles soll ein Gebäude sein und darum abgerissen werden. Die Hühner haben wir jetzt in einen Wohnwagen gebracht. Ein Wohnwagen ist ja kein Gebäude. Einmal waren wir uns schon sicher, dass nächste Woche die Bulldozer unser Haus abreißen. Wir haben das in E-Mails unseren Freunden in Europa mitgeteilt. Wir haben nicht gedacht, dass wir etwas dagegen ausrichten können. Sie haben dann offenbar so viele Briefe an die Regierung geschickt, dass die Bulldozer am Ende wegblieben. Auch im Moment läuft gerade wieder ein Prozess gegen solche Verfügungen. Schauen Sie, wir haben Höhlen in den Kalkstein gegraben. Eine Höhle ist ja kein Gebäude. Und der Strom: Ein Deutscher, der hier war, hat gesagt:*

*›Ich sorge dafür, dass Sie Solarzellen bekommen.‹ Ich habe das nicht geglaubt. Aber irgendwann kamen Leute und haben uns hier Solarzellen installiert. So haben wir auch Licht in unseren Höhlen.*

*Seit 1991 haben wir 150 000 Dollar Prozesskosten, um für ein Land zu kämpfen, das uns rechtmäßig gehört, das wir gekauft haben und für das wir Steuern gezahlt haben.*

*Wir haben auf unserem Land 250 Olivenbäume gepflanzt. Wenn man sein Land behalten will, ist es gut, etwas darauf zu pflanzen. Dann kann niemand sagen: ›Das Land gehört niemandem, es wird ja nicht genutzt.‹ Eines Nachts sind Siedler aus der Nachbarschaft gekommen und haben die Olivenbäume alle abgesägt. Das hat uns sehr getroffen. Nicht nur wegen des wirtschaftlichen Verlusts. Olivenbäume wachsen sehr langsam. Für uns ist ein Olivenbaum auch ein Zeichen für Hoffnung, für den Glauben an die Zukunft.*

*Es ist ein Symbol. Wir waren sehr niedergeschlagen. Dann hat eine jüdische Menschenrechtsorganisation in Europa von dem Fall gehört. Sie haben uns geschrieben, dass sie uns die Bäume ersetzen wollen. Ein paar Wochen später sind freiwillige Helfer aus Europa angereist und haben 250 junge Olivenbäume bei uns gepflanzt.*

*Einige Zeit später haben wir einen anonymen Anruf bekommen. Ein Mann hat uns eine Million Dollar für das Land geboten, dann zwei Millionen. Wir haben gesagt: ›Das ist das Land, das unser Großvater uns gekauft hat und auf dem wir groß geworden sind. Es ist das Land unserer Familie. Es ist nicht zu verkaufen.‹*

*Einige Zeit später haben wir einen zweiten anonymen Anruf bekommen. Der Mann wollte uns zehn Millionen Dollar bieten, dann zwanzig. Schließlich haben sie ins Telefon gerufen:*

*›Dann sagen Sie uns doch, wie viel sie wollen! Wir zahlen Ihnen auch noch das Ticket nach Amerika, und dann ist es gut!‹ Wir wissen nicht, wie lange wir bleiben können. Wir prozessieren jetzt seit 1991, und es ist kein Ende in Sicht.«*

*Auf die israelischen Siedler in seiner Nachbarschaft angesprochen, sagte Herr Nasser: »Nicht die Israelis sind schlecht. Wir haben viele israelische Freunde. Schlecht sind nicht die einzelnen Leute, schlecht ist das System.«*

*Als Daoud Nasser uns von seinen Erfahrungen erzählt hat, stellte ich mir vor, was mir durch den Kopf gehen würde, wenn ich in seiner Lage wäre. Wenn ich das Angebot, Millionen Dollar für dieses Grundstück zu erhalten, ausschlagen würde, käme mir der Gedanke, ob die andere Seite mich zu einer späteren Zeit womöglich unbezahlt enteignen würde oder ob jemand mir und meiner Familie das Leben nehmen könnte, um den Weg für die Besiedlung dieses Berges frei zu machen. Wann ist es Zeit, loszulassen und wann ist es Zeit, an dem, was mir lieb ist, festzuhalten? Ist das eine Frage von Grundsätzen oder von Strategien, von heilig gehaltenen Werten oder von Pragmatismus?*

Wann haben Sie in Ihrem Leben entschieden, etwas loszulassen, wovon Sie überzeugt waren, dass Sie es nicht mehr halten können? Wann haben Sie etwas festgehalten, was schon verloren schien? Wie entscheidet man, wann es Zeit ist, festzuhalten oder loszulassen?

Was immer ich entscheide, ist richtig, zu der Zeit in der ich es entscheide – wenn man sagen kann, dass wir jeweils nach unserem Wissen und unseren Möglichkeiten entscheiden, die uns zu dieser Zeit zur Verfügung stehen. Möglicherweise bin ich hin und her gerissen. Ein Teil von mir entscheidet so, der andere möchte es gerne anders und beklagt die Entscheidung vielleicht im Nachhinein. Womöglich entwickeln sich manche Dinge im Nachhinein weniger günstig als erhofft. Heißt das, dass die Entscheidung falsch war?

Die Informationen, die ich später erhalten habe, waren nicht verfügbar, als ich die Entscheidung getroffen habe. Ich finde es in einem solchen Fall unfair gegenüber mir selbst, wenn ich mein Handeln im Nachhinein so bewerte, als hätte ich die Zukunft vorhersehen müssen. Ich möchte Entscheidungen so achtsam und verantwortlich treffen, wie es mir gelingt, und dann davon ausgehen, dass alle meine Entscheidungen auf dem Stand des Wissens und der Möglichkeiten, die ich damals zur Verfügung hatte, gerechtfertigt waren. In diesem Sinne sind sie richtig und bleiben es für mich auch dann, wenn sich die Zukunft anders entwickelt als ich dies erhofft oder gedacht hatte.

Was also: Festhalten oder Loslassen? Ich gehe davon aus, dass ich jede meiner Entscheidungen bestmöglich treffe – ganz gleich, was die Zukunft bringt.

# Schlussgedanken

## Ein Leben ohne Frösche

In alten Zeiten, als das Wünschen noch geholfen hat, da konnte man wohl eine goldene Kugel loslassen und im Brunnen versinken lassen, und ein Frosch brachte sie einem wieder. Heute, zweihundert Jahre nach dem Auftauchen des Froschkönigs, hilft alles Wünschen nichts und ist alles Warten auf Frösche vergebens: Wir müssen andere Wege finden, um loszulassen, was uns lieb und teuer war oder auch, was all zu lang schon bei uns blieb und nicht mehr zu unserem Leben passt.

Wenn also weder das Wünschen hilft noch ein Frosch, den man mit Leidenschaft an eine Wand schleudern könnte … und das Fröscheküssen noch nicht einmal in den Zeiten der Märchen geholfen hat … wenn auch keine Klage über die Eltern, die Politiker oder über das Leben uns erlöst …
… dann müssen wir das Loslassen jener Wünsche, Ängste und Gewohnheiten, die unser Leben beschweren, wohl oder übel selbst vollziehen.

Nicht mehr auf Frösche, Prinzen, das wahre Leben und andere Wunder zu warten, darin liegt freilich eine große Chance, vielleicht die Chance schlechthin: Kein Schicksal, kein Vater und keine Mutter wird uns daran hindern, Altes loszulassen und Neues zu beginnen, wenn wir Gewissheit darüber gewonnen haben, dass wir unser Leben erneuern können und wollen.

Loslassen braucht natürlich oft mehr als eine Entscheidung unseres bewussten Denkens. Es braucht den ganzen Menschen mit Körper und Seele. Beim Loslassen geht es um die Welt der Träume. Es geht um unsere Erinnerungen, Erwartungen, Hoffnungen. Hier brauchen wir nicht nur das bewusste Denken, das oft gern loslassen möchte und nicht begreift, warum ihm das so schwer gelingt. Zum Loslassen brauchen wir oftmals auch den unbewussten Teil unserer selbst, den Teil, der in bester Absicht noch Bedenken hat und mitsamt seinen Bedenken und guten Absichten mit hinein genommen werden möchte in die Bewegung vom alten zum erneuerten Leben.

# Anmerkungen

1 Vgl. www.stefanhammel.de/blog/2009/02/08/931/
2 Nach Hammel 2006b, 60.
3 Nach einem Interview in Hammel 2009a, 229f.
4 Genet 1993, 42.
5 Zur Vermächtnisintervention siehe Hammel 2009a, 180f.
6 »Verstorbene sind gütig«, vgl. Hammel 2009a, 172.
7 Hammel 2009a, 145f., 168ff., vgl. Hammel 2006, 77, 145.
8 Constantin von der Lühe, Mitteilung vom 6.8.2012.
9 Zur Karteischrank-Intervention vgl. Hammel 2009a, 154.
10 Die Bibel nach Martin Luther, Pred. 11,1
11 Johannes Conzelmann, E-Mail vom 9.5.2011.
12 Hellinger 1997, 548. Der Gebrauch der Worte bei Hellinger ist insofern problematisch, als sie dem Klienten befohlen statt angeboten werden.
13 Vgl. den Umgang mit der »Zeitbombe« im Abschnitt »Glaubenssätze loslassen«.
14 Gilligan 1991, 289.
15 Rosen 1982, 277f.
16 Watzlawick 1978, 116
17 Rosen 1982, 277.
18 »Die Rheinpfalz«, Beilage »Marktplatz Kaiserslautern« vom 28.12.2012.
19 Hammel 2009c, 77.
20 Kant 1785, WA AA VIII, 35f.
21 Empirische Studien hierzu bei Spitzer 2007, 74ff.
22 Nach Hammel 2009a, 169f.
23 Die Bibel nach Martin Luther, 1. Kön. 16,9ff.
24 Informationen im Internet unter www.tentofnations.org.

# Literaturverzeichnis

**Bibel nach der Übersetzung Martin Luthers** (Kein Hrsg., 1984) Stuttgart, Deutsche Bibelgesellschaft

**Genet, J.** (1993) : Tagebuch eines Diebes. Reinbek, Rowohlt

**Gilligan, S**. (1991): Therapeutische Trance. Das Prinzip Kooperation in der Ericksonschen Hypnotherapie, Carl-Auer-Systeme, Heidelberg

**Hammel, S.** (2006a): Der Grashalm in der Wüste. 100 Geschichten aus Beratung, Therapie und Seelsorge. Nierstein, impress

**Hammel, S**. (2006b): Machen erfüllte Wünsche glücklich? Interview mit einer guten Fee. KidsLife. Magazin für ein Leben mit Kindern, 01/07, S. 60

**Hammel, S.** (2007): Ist mein Kind reif für die Schule? KidsLife. Magazin für ein Leben mit Kindern 02/07, S. 50f.

**Hammel, S.** (2008): Wenn Bettnässen zum Problem wird. Der Blasenwecker. KidsLife. Magazin für ein Leben mit Kindern 2/08, S. 44

**Hammel, S.** (2009a): Handbuch des therapeutischen Erzählens. Geschichten und Metaphern in Psychotherapie, Kinder- und Familientherapie, Heilkunde, Coaching und Supervision. Stuttgart, Klett-Cotta

**Hammel, S.** (2009b): Tinnitustherapie durch Hypnose. Der Heidelberger Pilotversuch. Musica Sacra, Zeitschrift für katholische Kirchenmusik, 04/09, S. 223ff.

**Hammel, S.** (2009c): Meine Tochter kaut an den Nägeln und schafft es nicht aufzuhören…. KidsLife.Magazin für ein Leben mit Kindern 3/09, S. 77

**Hammel, S.** (2010a): Die Insel der Liebe. Paartherapeutisches Spiel. Köln, kiktthema

**Hammel, S.** (2010b): Von Möwenfelsen und Felsenbirnen. Aufbruchsgeschichten für Kinder und Jugendliche. Familiendynamik. Systemische Praxis und Forschung, 2/2010, S. 136–143

**Hammel, S.** (2011): Handbuch der therapeutischen Utilisation. Vom Nutzen des Unnützen in Psychotherapie, Kinder- und Familientherapie, Heilkunde und Beratung. Stuttgart, Klett-Cotta

**Hammel, S.** (2012a): Art. Metapher, in: Kleve, H., Wirth, J. (Hrsg): Lexikon des systemischen Arbeitens. Grundbegriffe der Systemischen Praxis, Methodik und Theorie. Heidelberg, Carl-Auer-Systeme

**Hammel, S.** (2012b): Art. Utilisation, in: Kleve, H., Wirth, J. (Hrsg): Lexikon des systemischen Arbeitens. Grundbegriffe der Systemischen Praxis, Methodik und Theorie. Heidelberg, Carl-Auer-Systeme

**Hammel, S.** (2014): Therapie zwischen den Zeilen. Das ungesagt Gesagte in Beratung, Therapie und Heilkunde. Stuttgart, Klett-Cotta

**Hammel, S.** (2015): Das Stühlespiel. Eine neue, radikal wirksame Therapiemethode. Freiburg, Kreuz

**Hammel, S.** (2016): Alles neu gerahmt! Psychische Symptome in ungewöhnlicher Perspektive. München, Ernst Reinhardt

**Hammel, S., Hürzeler, A., Lamprecht, K., Niedermann, M.** (2015): Wie das Krokodil zum Fliegen kam. 120 Geschichten, die das Leben verändern. München, Ernst Reinhardt

**Hellinger, B.** (1994): Ordnungen der Liebe. Ein Kurs-Buch. Heidelberg, Carl-Auer-Systeme

**Kachler, R.** (2005): Meine Trauer wird dich finden. Ein neuer Ansatz in der Trauerarbeit. Freiburg, Kreuz

**Kant, I.** (1785): Beantwortung der Frage: Was ist Aufklärung?, in: Werkausgabe, AA VIII (Abhandlungen nach 1781), 35ff.

**Mücke, K.** (2001): Probleme sind Lösungen. Systemische Beratung und Psychotherapie – ein pragmatischer Ansatz. Potsdam, Klaus Mücke ÖkoSysteme

**Prior, M.** (2004): MiniMax-Interventionen. 15 minimale Interventionen mit maximaler Wirkung. Heidelberg, Carl-Auer-Systeme

**Rosen, S.** (1982): Die Lehrgeschichten von Milton H. Erickson. Salzhausen, iskopress

**Rossi, E. L.** (1995ff.): Gesammelte Schriften von Milton H. Erickson. 6 Bde., Heidelberg, Carl-Auer-Systeme

**Schlippe, A. v., Schweitzer, J.** (1999): Lehrbuch der systemischen Therapie und Beratung. Göttingen, Vandenhoeck & Ruprecht Schmidt, G. (2004): Liebesaffären zwischen Problem und Lösung. Hypnosystemisches Arbeiten in schwierigen Kontexten. Heidelberg, Carl-Auer-Systeme

**Schneider P.** (2009): »Musik, von Engeln vorgesungen«. Entstehung und Ursache von Tinnitus und Geräuschempfindlichkeit bei Kirchenmusikern, Chorleitern, Bläsern und Sängern. Musica Sacra, Zeitschrift für katholische Kirchenmusik, 04/09, S. 220–222

**Schulz von Thun, F.** (1998): Miteinander reden 3. Das Innere Team und situationsgerechte Kommunikation. Reinbek, Rowohlt

**Spitzer, M.** (2006): Vom Sinn des Lebens. Wege statt Werke. Stuttgart, Schattauer

**Watzlawick, P.** (1978): Wie wirklich ist die Wirklichkeit? Wahn, Täuschung, Verstehen. München, Zürich, Piper

**Watzlawick, P.** (1988) Anleitung zum Unglücklichsein. München, Zürich, Piper

# Stichwortverzeichnis

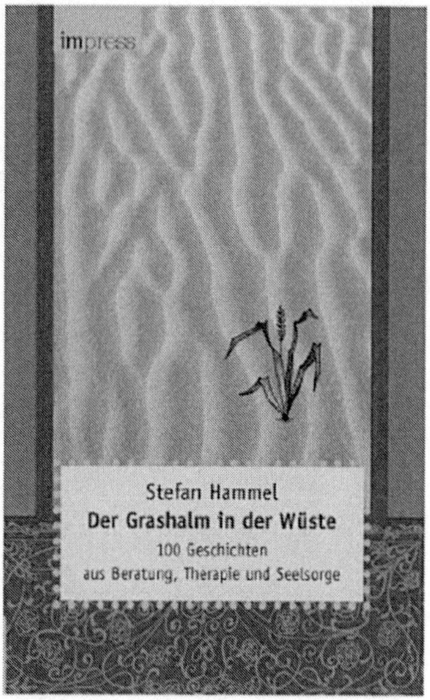


*Ebenfalls von Stefan Hammel in der edition impress:*

**Der Grashalm in der Wüste:**
100 Geschichten aus Beratung, Therapie und Seelsorge

*Taschenbuch: 178 Seiten*
*ISBN 3-9809771-5-3*

*Ganz in der Tradition von "Tausendundeiner Nacht" lässt Stefan Hammel seine Protagonisten 100 interessante, heilsame und nützliche Geschichten erzählen, die in Beratung, Therapie und Seelsorge hilfreich sein können. Eingebunden in einen märchenhaften, poetischen Rahmen, der den Leser aus seiner normalen, meist rationell dominierten Alltagswelt entführt und ihn bereit macht, sich auf ungewöhnliche Lösungen einzulassen. Geschichten erweitern den Horizont, da sie sich vom einschränkenden Rahmen der Problemlage entfernen und ermöglichen somit eigene kreative Lösungen.*